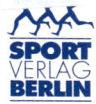

Gritt Ockert

Tai-Bo-Aerobic

Das neue Ganzkörpertraining

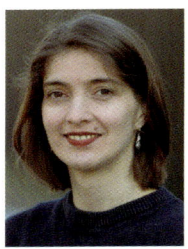

Die Autorin
Gritt Ockert ist Diplom-Sportlehrerin,
Sport-Journalistin und ausgebildete
Aerobic-Trainerin. Sie schreibt für
verschiedene Zeitungen und Zeit-
schriften über Themen aus Sport,
Fitness und Gesundheit sowie über
neue Bewegungs-Trends. Aerobic
gehört zu ihren Spezialgebieten. Im
Sportverlag Berlin sind bereits meh-
rere Bücher von ihr erschienen.

ISBN 3-328-00906-X

© 2001 by Sportverlag Berlin
in der Econ Ullstein List Verlag GmbH & Co KG, München

Lektorat: Julia Niehaus
Umschlaggestaltung: Volkmar Schwengle/Buch und Werbung, Berlin
Titelfoto und Fotos: Camera 4, Berlin
Lithografie: Lithotronic Creative Repro GmbH, Frankfurt
Layout und Produktion: Prill Partners│producing, Berlin
Druck und Bindung: Druckerei Uhl, Radolfzell
Printed in Germany 2001

Gedruckt auf alterungsbeständigem Papier
mit chlorfrei gebleichtem Zellstoff

Mit Fitness im Trend

Eigentlich kommt heute keiner mehr an Fitness vorbei. Fitness gehört für immer mehr Menschen fast schon zum Leben wie die Grundbedürfnisse Essen und Schlafen. Wer sich fit hält, seinen Körper bewußt pflegt und aktiv lebt mit Sport, mit Bewegung und mit Fitness, der ist »in«. Denn wer fit ist, kann mithalten mit den Anforderungen des täglichen Lebens. Fitness heißt, die Figur formen, Fett verlieren und Muskeln aufbauen. Fitness heißt auch Auspowern, mal an die körperlichen Grenzen gehen. Aber genauso meint Fitness Ruhe und Ausgleich finden zum hektischen oder monotonen Alltag, Abwechslung zu den gewohnten, oft eintönigen Bewegungen. Nicht zuletzt kann Fitness aber auch »nur« Fun und Lebensfreude pur sein.

Mit der neuen Power-Reihe »Mit Fitness im Trend« bringt der Sportverlag jetzt kleine, handliche Ratgeber zu Fitness-Themen heraus, die gerade »in« sind – oder es gewiß bald sein werden. Ob im Fitness-Studio oder im Sport-Verein.

Diese Ratgeber sind für Fitness-Begeisterte und Trendsetter genauso interessant, wie für Übungsleiter und Trainer. Sie enthalten das notwendige Basiswissen, wichtige Grundlagen, viele Tipps und zahlreiche Anregungen. Lassen Sie sich von den Trends überzeugen und machen Sie einfach mit!

Tai-Bo-Aerobic als Ganzkörper-Workout

Ein neuer Trend boomt in der Fitness-Branche und wird auch weiterhin gefragt sein: Tai-Bo-Aerobic. Dieses innovative Ganzkörpertraining erobert derzeit auch unter den Namen »Kick-Fit«, »Body Combat«, »Tae-Bo«, »Martial Arts«, »Tai Force« oder »Fighting Fit« die Fitness-Studios und stellt wirklich etwas ganz Besonderes dar. Tai-Bo vereint Taekwondo, Karate, Kick-Boxen und Aerobic zu einer neuen effektiven Trainigsmethode. Typische Elemente aus dem Kampfsport werden mit einfachen Aerobic-Schritten zu leicht nachvollziehbaren Bewegungsabfolgen verbunden. Tai-Bo ist ein interessantes Angebot für Männer und Frauen, die sich bisher weder für die klassische Aerobic noch für eine der vielen Varianten begeistern konnten. Weil Sie sich vielleicht nicht als besonders tänzerisch veranlagt empfinden oder die Choreografien Ihnen einfach zu kompliziert erscheinen. Tai-Bo-Aerobic aber ist gewiß einen Versuch wert.

Dieses Power-Workout verspricht enorme Wirkung: Tai-Bo-Aerobic ist kraftvoll, schnell, explosiv und schweißtreibend. Es trainiert Kondition und Koordination und fördert sowohl den Fettabbau als auch die Muskelkräftigung. Es schult das Reaktionsvermögen, verbessert die Körperbeherrschung und stärkt nicht zuletzt das Selbstbewußtsein. Mit Tai-Bo-Aerobic läßt sich darüber hinaus gezielt Stress abbauen, Energie für die Unternehmungen des Tages gewinnen und gewiß auch enorm Spaß haben.

Ob Sie Tai-Bo-Aerobic Neueinsteiger sind oder bereits erste Erfahrungen aus einem Kurs im Fitness-Studio oder Sportverein mitbringen – zu Beginn sollten Sie ein wenig Theorie absolvieren, wenige Seiten, die Ihnen zeigen, wie Sie Freude am Bewegen haben und das Training für sich erfolgreich gestalten können.

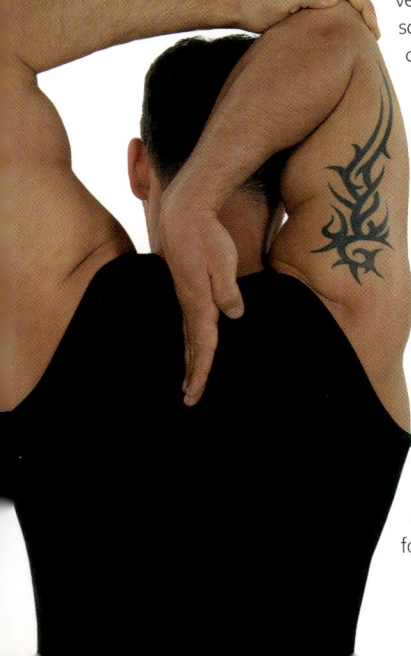

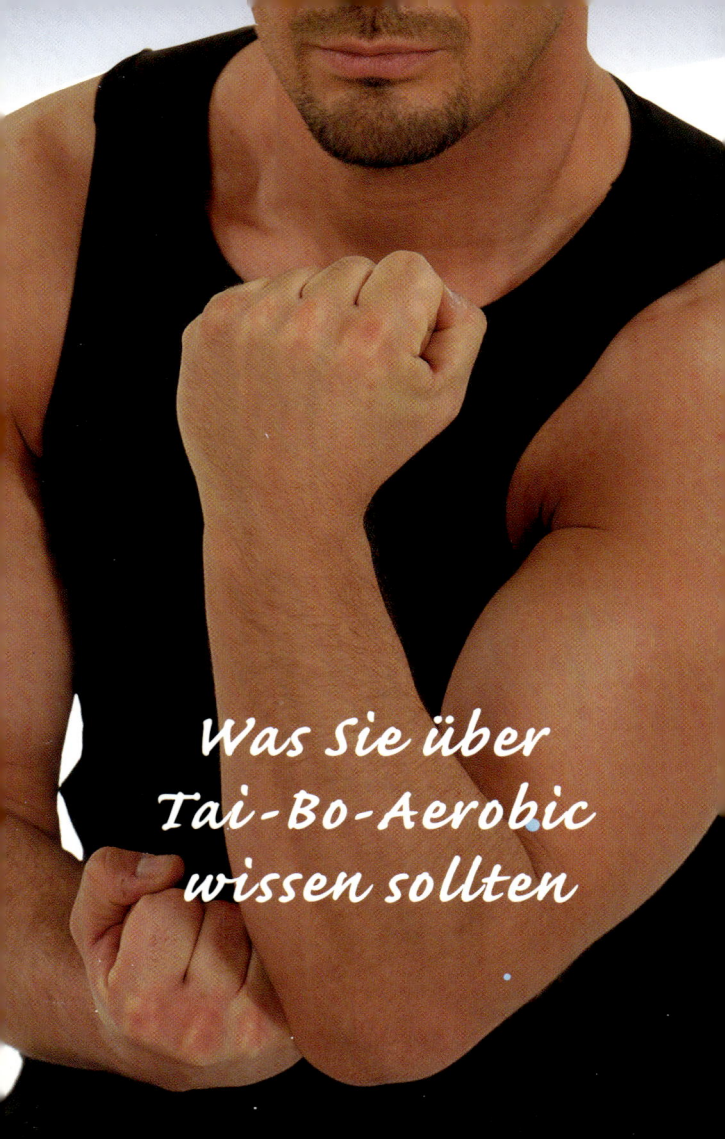

Was Sie über
Tai-Bo-Aerobic
wissen sollten

Das Besondere an Tai-Bo-Aerobic

Dieser neue Trend kommt – wie so vieles im Fitness-Bereich – aus den USA. Dort hat der siebenfache Kampfsport-Weltmeister Billy Blanks das Fitness-Programm TAE-BO® entwickelt. Blanks, der in sechs Kampfsport-Disziplinen den schwarzen Gürtel besitzt, darunter einen vom 7. Grad im Taekwondo, gründete 1989 in Kalifornien sein »World Karate Center«, wo seine Form von Kampfsport-Aerobic mit Musik großen Erfolg hatte.

Auch in Deutschland gab es etwa seit Mitte der 1990er Jahre erste Versuche, Kampfsport und Aerobic zu verbinden, die sich aber nicht durchsetzen konnten. Boxen zu Musik im Fitness-Studio wurde damals eher belächelt. Das ist heute anders. Aus einem Trend ist längst ein populäres Ausdauertraining geworden. Weil es Abwechslung bietet, einfach gehalten ist und ein intensives Ganzkörper-Workout garantiert. Seit dem letzten Jahr werden zahl-reiche Kurse und Programme in deutschen Fitness-Studios angeboten, die vergleichbare Inhalte wie TAE-BO® vermitteln. Sie alle bieten eine Mischung aus geeigneten Elementen verschiedener Kampfsportarten, wie Schläge, Tritte und Kicks aus Kickboxen, Taekwondo, Tai Chi u.a. Manches wurde abgewandelt und nach gesundheitlichen Gesichtspunkten verändert. Auch Seilspringen, meditative Bewegungen oder Balance-Übungen, die gleichfalls den Kampfsportarten entlehnt sind, können mit zum Training gehören. Mit Tai-Bo-Aerobic haben Sie das Wesentliche des neuen Trends vorliegen. Auf geht's: Oben wird gepuncht oder geboxt, unten wird gekickt oder gestoßen. Spaß machen wird es Ihnen auf alle Fälle.

Für wen Tai-Bo-Aerobic geeignet ist

Tai-Bo-Aerobic kann eigentlich jeder machen – ob Fitness-Einsteiger oder -Erfahrener. Manch einen reizt der neue Trend, den man gern mal ausprobieren möchte. Andere wollen schon seit langem damit beginnen, etwas für ihren Körper zu tun, haben aber auf etwas wirklich Mitreißendes gewartet. Für viele Fitnesstreibende wiederum scheinen die Angebote an Aerobic-Kursen schlicht erschöpft und sie suchen nach einem neuen Kick oder einer neuen Herausforderung. Wer in irgendeiner Form Kampfsport betreibt, wünscht sich vielleicht Abwechslung zum eher eintönigen Training und entdeckt das Motivierende der Musik beim Trainieren. Und für diejenigen, die den ganzen Tag im Büro sitzen oder beruflich viel stehen müssen und mit einseitigen Belastungen zu kämpfen haben, kann Tai-Bo-Aerobic den notwendigen sportlichen Ausgleich bedeuten, weil es die ganzkörperliche Bewegung verlangt.

Tai-Bo-Aerobic ist weniger als andere Aerobicangebote ausschließlich auf Frauen zugeschnitten, denn gerade auch das männliche Geschlecht findet besonderen Gefallen an dieser neuen Trainingsform. Weil es etwas »härter« ist, als die bisher oft vom Tänzerischen dominierte Aerobic. Weil es keine komplizierten Schritte und undurchschaubaren Choreografien gibt. Weil es den ganzen Körper fordert und fördert. Weil es einen ohne viel Nachdenken zum Schwitzen bringen kann.

Einzige Voraussetzung für Tai-Bo-Aerobic: Sie sind gesund und Ihr Arzt hat nichts dagegen! Wenn Sie lange nicht aktiv waren, nicht sicher sind oder nicht wissen, was Sie sich zumuten können, fragen Sie Ihren Arzt. Er, oder auch ein Sportarzt, kann für Sie individuelle Belastungsgrenzen festlegen und wichtige persönliche Trainingshinweise geben.

Das bewirkt Tai-Bo- Aerobic

Tai-Bo-Aerobic hat als Ganzkörpertraining eine enorme Wirkung auf verschiedene Körperfunktionen. Hier seien die wichtigsten (Ausdauer, Koordination, Muskelkräftigung und allgemeines Wohlbefinden) kurz dargestellt:

Ausdauer

Unter Ausdauer versteht man das Vermögen des Organismus, bei langandauernden Belastungen nicht so schnell zu ermüden bzw. die Leistungsfähigkeit ohne wesentlichen Leistungsabfall aufrecht zu erhalten. Das Training der Ausdauer zwingt den Organismus, sich auf eine ungewohnte Belastung einzustellen. Bald verbessert sich die Leistungsfähigkeit des Herzens – es arbeitet ökonomischer und schonender – und die Fähigkeit des Organismus, sich nach Belastungen schnell wieder zu erholen. Aerobic ist in erster Linie ein spezielles Ausdauertraining, mit Tai-Bo-Aerobic gibt es nun eine neue Variante.

Ausdauertraining hat zumeist den positiven Nebeneffekt, dass unerwünschte Fettpölsterchen verschwinden und sich so das Körpergewicht reduziert. Um allerdings durch das Training auch eine Fettverbrennung herbeizuführen, also den Organismus auf Fettdepots zugreifen zu lassen, die er sich für Notsituationen angelegt hat, ist schon ein Training von 20, besser 30 Minuten Voraussetzung.

Koordination

Mit Koordination ist das geordnete Zusammenspiel von Zentralnervensystem und Skelettmuskulatur gemeint. Verbessert sie sich durch das Training, wird die Abfolge der Bewegungen zweckmäßiger und feiner abgestimmt, also der Gesamtbewegungsablauf harmonischer. Die Koordination von Bewegungen beinhaltet das Gleichgewichts-, Reaktions-, Rhythmus- und motorische Anpassungsvermögen. Tai-Bo-Aerobic bietet optimale Bedingungen für das Trainieren der Bewegungskoordination, indem es Arm- und Beinbewegungen miteinander kombiniert bzw. ganzkörperliche Bewegungsabläufe herbeiführt (z.B. Armstoß mit Eindrehen der Hüfte und des Fußes).

Muskelkräftigung

Neben der Ausdauer und der Koordination wird bei Tai-Bo-Aerobic die Muskelkraft entwickelt. Durch das ständige Beanspruchen der Muskulatur und den so erfolgenden regelmäßigen Trainingsreiz kann der Muskelumfang ganz gezielt verändert werden. Besonders die Muskulatur an den Armen, den Schultern, dem Rücken, dem Bauch und den Beinen erfährt durch die für Tai-Bo-Aerobic typischen Bewegungen mit mehrfachen Wiederholungen eine Kräftigung. Um muskuläre Dysbalancen (Ungleichgewichte) zu vermeiden, sollten immer beide Körperseiten – links wie rechts – und alle großen Muskelgruppen ausgewogen trainiert werden.

Allgemeines Wohlbefinden

Mit Tai-Bo-Aerobic verbessert sich Ihre Fitness. Das bedeutet, dass Sie sich leistungsfähiger, ausgeglichener, sicherer und auch selbstbewußter fühlen. Ihre Körperbeherrschung erhöht sich, der Stressabbau gelingt Ihnen leichter und Sie haben insgesamt mehr Energie, Spaß und Lebensfreude. Tai-Bo macht den Kopf frei, Ihren Ärger können Sie einfach wegboxen bzw. wegkicken. Sie werden sich nach dem Training rundum wohl fühlen.

So trainieren Sie richtig

Sie sollten mit Tai-Bo-Aerobic nicht einfach so drauf los trainieren, sondern unbedingt einige trainingsmethodische Prinzipien beachten. Denn nur so können Sie einen positiven Trainings-Effekt erwarten und der Spaß bleibt Ihnen erhalten.

Die Trainingszeit

Wenn Sie mit Tai-Bo-Aerobic beginnen, sollten Sie einmal pro Woche üben, später zweimal und schließlich möglichst dreimal. Dazwischen muss immer eine Pause von mindestens einem Tag eingelegt werden, damit sich die Muskeln einerseits auf die höhere Belastung einstellen und anpassen können, und andererseits ausruhen und entspannen. Setzen Sie die Traningsreize zu häufig, werden die Muskeln schlicht überlastet. Eine Trainingseinheit sollte etwa von 30 Minuten bis zu einer Stunde dauern.

Wann Sie trainieren, hängt von Ihren Vorlieben und Gewohnheiten ab. Vielleicht gleich morgens, um den Kreislauf in Schwung zu bringen und voller Energie in den Tag zu starten. Oder lieber nachmittags bzw. abends, um vom Arbeitstag abzuschalten und körperlichen Ausgleich zu erfahren. Der Zeitpunkt selbst ist zweitrangig, doch versuchen Sie auf jeden Fall für sich einen Trainings-Rhythmus zu finden und Ihr Training im Wochenplan als richtigen »Termin« aufzunehmen. Nur so kann das Training zum festen Bestandteil Ihres Lebens werden. Denn die Regelmäßigkeit sorgt schließlich für den erwünschten Erfolg.

Richtiges Atmen

Das Besondere bei Tai-Bo-Aerobic ist die Bauchatmung. Um diese bewußt zu erspüren, können Sie folgende Übung machen: Legen Sie sich bequem auf den Rücken und schließen Sie zur besseren Konzentration die Augen. Atmen Sie ganz bewußt tief durch die Nase in den Bauchraum ein. Beim Ausatmen durch den Mund gleichmäßig entspannen, bis die gesamte Luft ausgeströmt ist. Legen Sie dann die Hände oder ein leichtes Buch auf den Bauch, um das Gespür für

den Ort der Atmung zu erhöhen, und atmen Sie wieder bewußt ein und aus. Versuchen Sie, diese Art der Atmung zu verinnerlichen.

Bei den Übungen wird immer beim Schlag oder Stoß bzw. beim Kick ausgeatmet und bei der Rückführung in die Ausgangsstellung eingeatmet. Um den Atemrhythmus zu vereinfachen, können Sie zum Schlag, Stoß oder Kick auch mit einem kurzen Laut wie »Uh«, »Huh« oder »Hah« ausatmen.

Der Aufbau einer Trainingsstunde

Eine Trainingsstunde mit Tai-Bo-Aerobic ist im Wesentlichen wie jede andere Aerobic-Stunde bzw. sportliche Übungseinheit aufgebaut. Sie besteht aus dem Aufwärmen, dem Hauptteil je nach Sportart und dem Abwärmen, dem Cool Down.

Warm Up

Um den gesamten Körper auf die nachfolgenden Belastungen vorzubereiten ist es notwendig, das Herz-Kreislauf-System anzuregen und Muskeln und Gelenke zu erwärmen. Dadurch wird die Verletzungsanfälligkeit herabgesetzt, die sonst durch die neuen und ungewohnten Bewegungen eine Gefahr sein könnte. Mit dem Aufwärmen erhöht sich gleichzeitig die Aufmerksamkeit und die Reaktionsfähigkeit. Auch psychisch hilft das Aufwärmen, sich auf die neue Tätigkeit einzustellen: Man schaltet vom Alltag ab, läßt den Stress abfallen, um sich ganz dem Üben hingeben zu können. Kommen Sie zur Ruhe und stimmen Sie sich mit bewußten Atemübungen auf das Workout ein.

Sie können zum allgemeinen Aufwärmen etwas Fahrrad fahren, draußen bzw. auf dem Ergometer, Steppen oder Treppenlaufen. Für das spezielle Aufwärmen nutzt man leichte, unkomplizierte Bewegungen oder einfache Übungen, die die Muskeln bereits gezielt ansprechen.

Das Aufwärmen soll etwa 5 bis 10 Minuten dauern.

Hauptteil mit Tai-Bo-Aerobic

Nach der Erwärmung folgt als Hauptteil das Ganzkörpertraining mit Tai-Bo-Aerobic. An erster Stelle steht das Erarbeiten der Grundtechniken bzw. der Armschläge und der Beintritte. Dann erst folgt die Kombination dieser Techniken. Beginnen Sie mit den Armbewegungen. Diese können in der Frontalstellung, aber auch mit »Marschieren«, mit »Side to Side« oder mit »Step touch« ausgeführt werden. Später kommen die Beinbewegungen hinzu. Achten Sie darauf, dass Sie den vom tretenden Beine erreichten Winkel nicht übertreiben. Anfangs genügen 45 Grad, erst allmählich werden Sie probieren, bis zu 90 Grad zu schaffen. Und wenn Sie gut trainiert sind, können Sie sich noch höher wagen.

Beim Einüben der Grundschläge und Grundtritte wählen Sie immer nur halbes Tempo, dann wird das Tempo erhöht. Sie sollten jede Bewegung lange genug mit vielen Wiederholungen üben, denn die korrekte Technik ist Voraussetzung für Spaß und optimalen Erfolg.

Sollten Sie die Arm- und Beintechniken gut beherrschen (korrigieren Sie sich im Spiegel), lassen sich diese zusammen in Kombination oder kleinen Choreografien ausführen. Wenn Sie diese über längere Zeit zu entsprechender Musik durchführen, können Sie sich so richtig auspowern und austoben. Beispiele hierzu finden Sie ab Seite 44.

Der Hauptteil soll etwa 30 bis 40 Minuten dauern.

Abwärmen bzw. Cool Down

Die Trainingseinheit sollte mit einem ruhigen Teil ausklingen. Denn es ist wichtig, nicht abrupt nach dem Training aufzuhören. Richtiges Abwärmen beschleunigt die Erholungsvorgänge, wie die Normalisierung der Herzfrequenz, des Blutdrucks und des Muskeltonus; es sorgt auch für einen schnelleren Abtransport der sauren Stoffwechselschlacken aus der Muskulatur.

Ein wichtiger Teil des Abwärmens ist das Stretching, das gehaltene Dehnen (Haltezeit 30 Sekunden). Hierbei wird die zuvor im Hauptteil beanspruchte Muskulatur wieder in ihre Ausgangsform gebracht, was auch dem ungeliebten »Muskelkater« entgegenwirkt.

Zum Entspannen können Sie anschließend z.B. unter die warme Dusche gehen oder in der Badewanne abschalten. Lassen Sie es sich zum Abschluß einfach rundum gut gehen, damit Sie positiv gestimmt das Training beenden. Das Abwärmen soll etwa 5 bis 10 Minuten dauern.

Die Gestaltung von kleinen Choreografien

Eine Aerobic-Stunde lebt normalerweise von einer gut durchdachten Choreografie. Obwohl bei Tai-Bo-Aerobic nicht das Erarbeiten komplizierter und aufwendiger Choreografien im Vordergrund steht, sondern das kraftvolle Workout für Arme und Beine, ist es dennoch interessant und richtig, sich Bewegungsabläufe in kleinen Choreografien zusammenzustellen. Gemeint ist das Verbinden von wenigen Arm- bzw. Beinbewegungen, um längere Zeit nonstop zu üben. So kommt Abwechslung in das Training und Tai-Bo-Aerobic macht noch mehr Spaß!

Damit Sie sich neben den ab Seite 44 vorgestellten Choreografiebeispielen eigene Abläufe ausdenken können, hier einige Tipps: Achten Sie darauf, immer vom Einfachen zum Schweren zu kommen. Bauen Sie nur Schläge und Tritte in den Bewegungsablauf ein, die Sie sicher beherrschen, später nehmen Sie andere hinzu. Kombinieren Sie Arm- mit Beinbewegungen. Anfangs wählen Sie wieder die, die Sie sicher können, später versuchen sie sich an anderen.

Bedenken Sie, dass weniger Technik oft mehr Spaß bringt.

Es gibt verschiedene Methoden, eine Choreografie aufzubauen. Hier zwei ganz einfache:

Add-On-Methode

Bei dieser Methode werden verschiedene Bewegungen hinzugefügt bzw. addiert: Erst wird Bewegung A geübt, dann Bewegung B. A und B werden aneinander gehängt. Es wird Bewegung C geübt, die dann an A und B gehängt wird. Dann wird Bewegung D geübt und an A, B und C gehängt usw.

Also:

A, B	A + B
C	A + B + C
D	A + B + C + D …

Link-Methode

Bei dieser Methode werden Bewegungskomplexe verbunden: Erst wird Bewegung A geübt, dann Bewegung B. Bewegungen A und B werden aneinander gehängt. Nun wird Bewegung C geübt, dann Bewegung D. Bewegungen C und D werden aneinander gehängt. Und schließlich werden die Komplexe A und B mit C und D verbunden.

Also:

A, B	A + B
C, D	C + D
A + B + C + D …	

Nach Zusammenstellung des Bewegungsablaufes – für welche Methode Sie sich auch entscheiden – werden die Verbindungen beliebig oft wiederholt. Genießen Sie dann die zusammen gefügten Abfolgen und konzentrieren Sie sich immer wieder auf die korrekte Technik.

Beats Per Minute, Musik und Musikauswahl

Musik spielt in der Aerobic eine entscheidende Rolle, denn Aerobic ist eine Bewegungsform zu Musik. Musik unterstützt durch ihren Rhythmus die Bewegungen und Bewegungsabläufe, und ermöglicht so das harmonische und dynamische Üben.

Beats Per Minute und die Musik

Damit bei Tai-Bo-Aerobic Takt und Tempo stimmen, sind die »Beats Per Minute« (BPM) zu beachten. BPM meint die Schläge pro Minute, bzw. die Taktschläge, die in einer Minute erfolgen. Durch die BPM-Zahl wird das Musik-Tempo und damit das Tempo des Übens vorgegeben.

Für das Workout mit Tai-Bo-Aerobic sollte eine eher niedrige BPM-Zahl gewählt werden, da die korrekte Technik bei der Bewegung wichtiger ist als dem Beat hinterherzuhetzen.

Besonders in der Aerobic ist auch die Zählweise, denn jeder einzelne Schritt (in diesem Fall jeder Stoß bzw. Tritt) ist von Bedeutung. Jeder Schritt entspricht einem Schlag (Beat). Ein Takt besteht in der Aerobic aus acht Schlägen (Beats). Vier Takte zu je acht Schlägen ergeben zusammen einen so genannten »Musikbogen« aus 32 Schlägen.

Um gut mit der Musik arbeiten zu können, sollte ein Schritt bzw. immer der erste Schritt einer Bewegungsfolge auf der »1« erfolgen. Wenn Sie nicht sicher sind, hören Sie sich zuerst in Ruhe in die Musik ein und beginnen Sie dann die Übungen. Die Abfolge muß immer nach 32 Schlägen beendet

BPM-Richtwerte

Warm up:	125 bis 135 BPM
Workout:	120 bis 140 BPM (Beginner)
	135 bis 145 BPM (Mittelstufe)
Stretching:	ohne BPM-Vorgabe, langsam

sein, bevor sie wiederholt wird oder eine neue beginnt.

Die Musikauswahl

Wichtig beim Üben mit Tai-Bo-Aerobic ist die richtige Musik. Sie können das Radio anmachen und hoffen, dass ein passender Titel gespielt wird. Oder Sie schneiden sich zu Hause selbst Ihre Lieblingstitel zusammen und versuchen, sich danach zu bewegen.

Sie können sich aber auch professionell gemixte CDs oder Kassetten kaufen. Diese haben den Vorteil, dass sie speziell auf Ihr Workout mit Tai-Bo-Aerobic zugeschnitten sind, dass die BPM-Zahlen dem Stunden-Ablauf entsprechen und sie die Bewegung motivierend antreiben.

Verschiedene Musikvertriebe bemühen sich heute zu den aktuellen Bewegungstrends schnell auch geeignete Musik auf den Markt zu bringen. Zum Beispiel gibt es von »Solid Sound« eine Thai-Bo-Musikreihe von derzeit zehn Volumes. Auch »Phatt Bass« eignet sich sehr gut für das Training. Beide CDs sind über die Firma »Audio Factory« zu haben. Von »Move Ya!« gibt es »Starfighter High« und »Starfighter Low« mit jeweils zwei Volumes. Und von einer Thai-Bo-Reihe ist das erste Volume bereits erschienen. Sollten Sie sich für eine dieser Zusammenstellungen entscheiden, hätten Sie gewiß eine gut auf Ihr Workout abgestimmte Begleitung. Für das Stretching und

Musikbogen
Takt 1: Schläge 1 bis 8
Takt 2: Schläge 1 bis 8 = 16 Schläge
Takt 3: Schläge 1 bis 8
Takt 4: Schläge 1 bis 8 = 16 Schläge
insgesamt = 32 Schläge

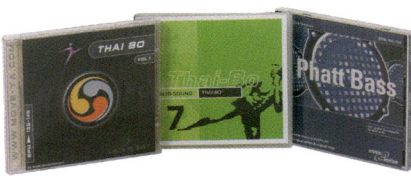

zum Entspannen wählen Sie einfach ruhige und entspannende Musik nach Ihrem Geschmack.

Tipps zur richtigen Ausstattung

Für Tai-Bo-Aerobic ist keine besondere Bekleidung nötig. Ein T-Shirt und eine Hose, wie sie jeder zu Hause hat, reichen völlig aus. Sie können sich für Ihr Trainingsvorhaben allerdings auch ein neues Outfit zulegen. Das macht gleich bessere Stimmung und mehr Lust auf sportliche Bewegung. Nur bequem sollte die Bekleidung sein, nicht einengen, nicht verrutschen; Sie müssen sich wohl fühlen. Wer sich etwas Neues kaufen will: Baumwolle mit Lycra oder Gemische mit Lycra sind bestens geeignet. Sie sind angenehm zu tragen, sind dehnbar, luftdurchlässig und saugen den Schweiß auf. Die Sportbekleidung der Firma DANSKIN ist funktionell und modisch zugleich. Ihre Modelle zeichnen sich durch eine besondere Passform und gelungene Schnitte aus.

Richtige Sportschuhe sind besonders wichtig. Sie sollten fest sein, einen stabilen Stand ermöglichen, sicheren Halt geben und – passen! Gute Schuhe haben eine Verstärkung im Vorderfußbereich und dämpfen so den Aufprall. Aerobic-Schuhe verhindern durch Längs- und Seitenstabiltät das Umknicken. Außerdem haben sie eine Einkerbung für die Achillessehne, sind atmungsaktiv und luftdurchlässig. Die Aerobic-Schuhe von RYKÄ sind speziell für Damenfüße konzipiert. Sie passen sich der weiblichen Anatomie des Fußes an und sind auf Damenleisten gefertigt. Dünne Gymnastikschuhe hingegen schützen den Fuß nicht ausreichend vor Verletzungen und sind für Tai-Bo-Aerobic weniger geeignet.

Sehr empfehlenswert ist es, am Anfang des Trainings die Grundschläge und Grundtritte vor einem großen Spiegel auszuführen. So können Sie Ihre Bewegungen gut kontrollieren und korrigieren. Führen Sie dabei die Bewegungen auch isoliert aus. Also erst die Arm-, dann die Beinbewegungen.

1. Denken Sie bei allen Bewegungen immer an die Grundspannung: Aufrecht stehen, Brust anheben, Bauch einziehen und Gesäß anspannen.

2. Achten Sie stets auf die korrekte Arm- und Fausthaltung in der Ausgangsstellung und in der Bewegung: Daumen an Mittelfinger, Fäuste zueinander, Unterarme fast parallel.

3. Die Handgelenke müssen immer gestreckt sein, dürfen nicht nach oben oder unten abknicken. Handrücken und Unterarm bilden eine Linie.

4. Halten Sie Ellbogen- und Kniegelenke immer leicht gebeugt. Führen Sie die Bewegungen nie bis zum Anschlag aus, bzw. strecken Sie die Gelenke nie ganz durch.

5. Bei Übungen mit gebeugten Kniegelenken sollen die Knie gelenkschonend immer in Richtung Fußspitzen bewegt werden.

6. Beginnen Sie die Grundtechniken erst im langsamen Tempo. Wenn Sie diese beherrschen, können Sie das Tempo steigern.

7. Trainieren Sie ganz bewußt und konzentrieren Sie sich auf

> ## Tipp
>
> *Wenn Sie diese Regeln befolgen, vermeiden sie Verletzungen und haben mehr Spaß am Trainieren.*

die korrekte Ausführung der Übung. Überprüfen Sie immer wieder die richtige Technik der Grundbewegungen im Spiegel.

8. Achten Sie stets auf das aktive und bewußte »Zurückziehen« der Bewegung. Also nicht nur mit Kraft schlagen oder kicken, sondern auch kraftvoll zurück in die Ausgangsstellung kommen.

9. Halten Sie den Atem beim Üben nicht an. Denken Sie an die Bauchatmung. Atmen Sie beim Schlagen, Stoßen bzw. Kicken aus und bei der Rückführung des Armes oder Beines ein.

10. Sollten Sie eine Übung nicht mehr korrekt ausführen können, sowie bei Atembeschwerden, Übelkeit, Schwindel oder Schmerzen – machen Sie eine Pause.

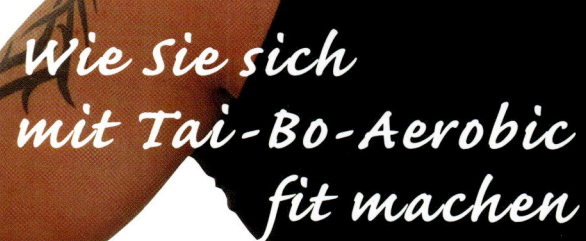

Wie sie sich
mit Tai-Bo-Aerobic
fit machen

Anmerkung

Bei den nachfolgenden Übungsbe-
schreibungen folgen erst die Anwei-
sung zur Ausgangsstellung, dann die
korrekte Bewegungsausführung und
schließlich Hinweise zu den Wiederholungen bzw. der Dauer der Übung.

Ruhiges Atmen

✗ Stellen Sie sich aufrecht hin, denken Sie an die Grundspannung. Die Füße sind etwa schulterbreit geöffnet, die Fußspitzen zeigen leicht nach außen, die Arme hängen locker an der Seite.

✗ Atmen Sie nun ruhig und langsam in den Bauch ein, führen Sie die Hände dabei vor dem Körper nach oben. Atmen Sie dann tief aus, wobei Sie die Hände wieder nach unten führen.

✗ Wiederholen Sie die Übung mindestens achtmal.

Kniebeuge

✗ Bleiben Sie aufrecht stehen und denken Sie an die Grundspannung. Die Füße stehen fast parallel und sind leicht geöffnet, die Arme liegen locker auf den Oberschenkeln.

✗ Gehen Sie nun in die Kniebeuge, bis Ober- und Unterschenkel etwa einen rechten Winkel bilden, dann wieder zurück. Die Knie zeigen in Richtung der Fußspitzen. Achten Sie auf einen geraden Rücken.

✗ Wiederholen Sie die Übung mindestens achtmal.

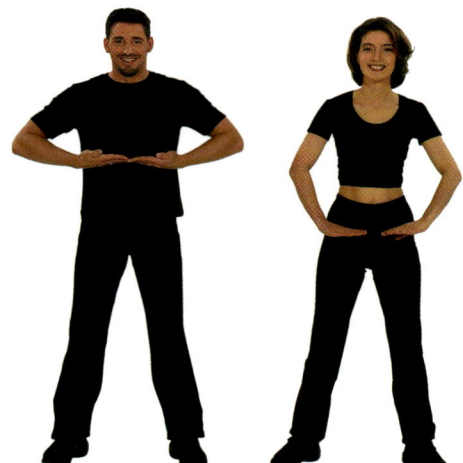

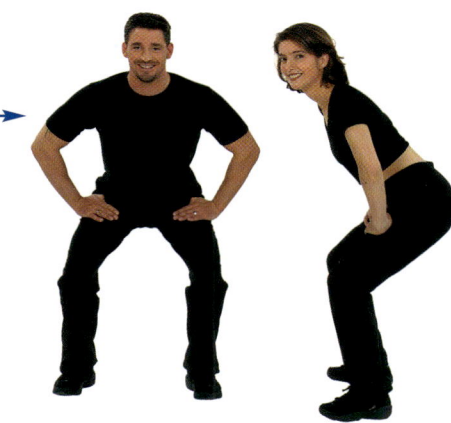

Schulterkreisen

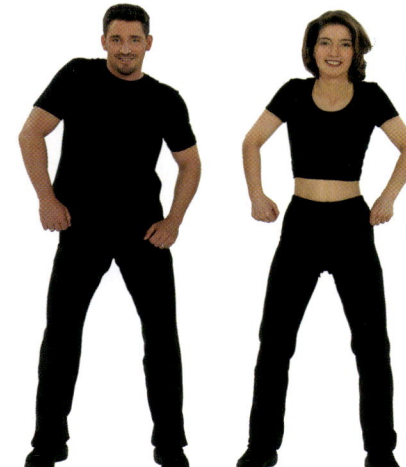

✗ Stellen Sie sich aufrecht hin, die Füße sind leicht geöffnet. Denken Sie an die Grundspannung, die Arme hängen locker an der Seite.

✗ Kreisen Sie erst eine Schulter zurück, dann jeweils beide Schultern. Beugen Sie dabei immer leicht die Knie. Führen Sie so auch erst kleine, dann große Armkreise aus.

✗ Wiederholen Sie die Übung jeweils mindestens achtmal.

Kniekreisen

✗ Bleiben Sie aufrecht stehen und denken Sie an die Grundspannung. Die Füße stehen schulterbreit geöffnet.

✗ Heben Sie ein Knie an und kreisen Sie es in großer Bewegung von innen nach außen. Die Hände können Sie an der Hüfte einstützen. Achten Sie auf einen gerade Rücken.

✗ Wiederholen Sie die Übung mindestens achtmal, dann die Seite wechseln.

Gewichtsverlagerung

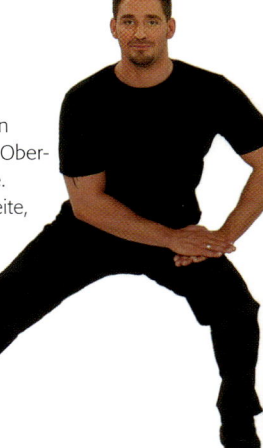

✗ Stellen Sie sich mit weit geöffneten Beinen hin. Die Fußspitzen zeigen nach vorn, der Oberkörper ist aufrecht und der Rücken gerade.

✗ Verlagern Sie nun das Gewicht zu einer Seite, die Knie zeigen über die Fußspitzen, die Hände liegen locker auf dem Oberschenkel des gebeugten Beines.

✗ Wiederholen Sie die Übung achtmal, dann wechseln Sie die Seite.

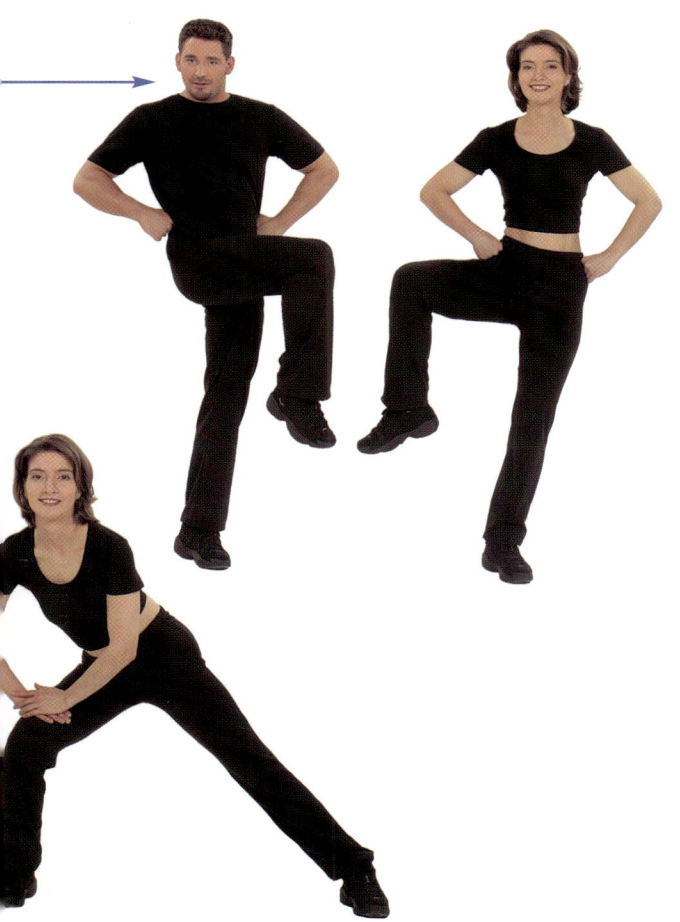

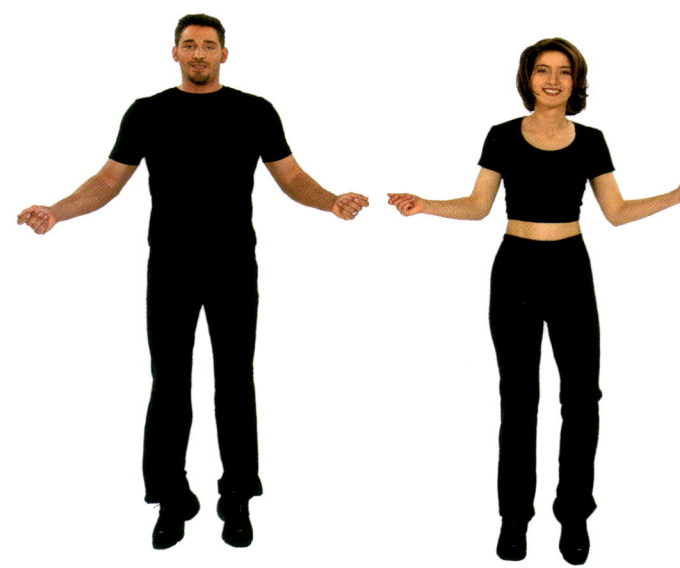

Seilspringen

✗ Stellen Sie sich aufrecht hin und denken Sie an die Grundspannung. Die Arme hängen locker an der Seite.

✗ Führen Sie nun kleine Sprünge aus, sowohl wechselseitig als auch mit beiden Füßen gleichzeitig. Sie können auch mal die Füße schulterbreit öffnen oder von einer Seite zur anderen springen. Bewegen Sie dazu im Rhythmus die Handgelenke mit und imitieren Sie so das Seilspringen.

✗ Wiederholen Sie die Übung jeweils mindestens achtmal.

Vor- und Zurückspringen

✗ Bleiben Sie aufrecht stehen, denken Sie an die Grundspannung.
Lassen Sie die Arme locker an der Seite.

✗ Verlagern Sie nun durch kleine Sprünge das Gewicht nach
vorn und wieder nach hinten. Heben Sie die Füße, aber bewegen
Sie sie eher flach über den Boden. Halten Sie die Arme vor dem
Oberkörper.

✗ Wiederholen Sie die Übung mindestens achtmal, dann die Seite
wechseln.

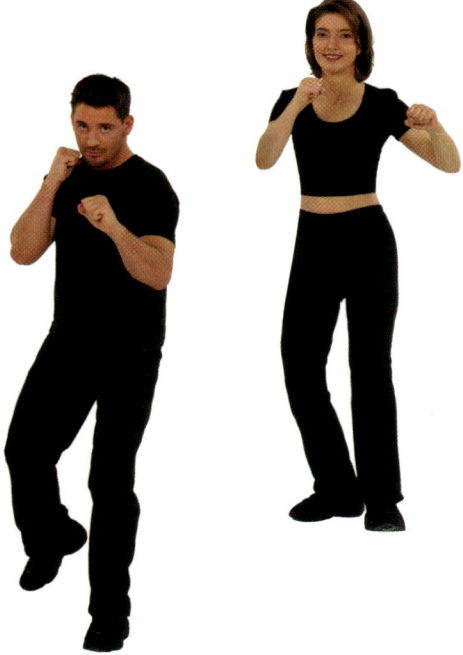

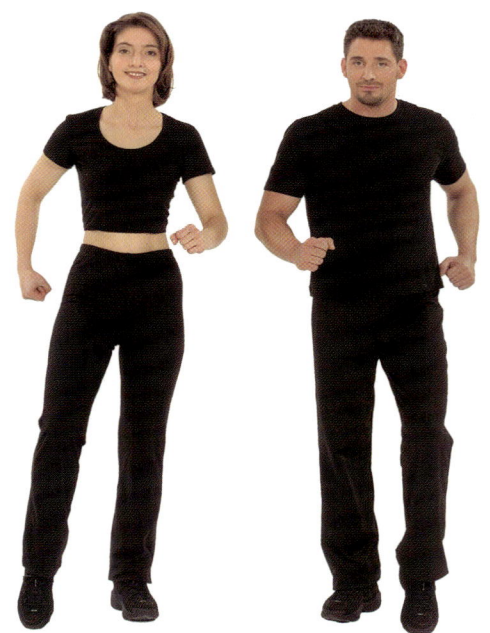

Marching (Marschieren)

✗ Stellen Sie sich aufrecht hin und denken Sie an die Grundspannung.

✗ Gehen bzw. marschieren Sie auf der Stelle. Setzen Sie dabei mit der Fußspitze auf und rollen Sie den Fuß bewußt bis zur Ferse ab. Die Arme dabei schwungvoll mitnehmen. Gehen Sie dann auch vorwärts und wieder rückwärts.

✗ Wiederholen Sie die Übung jeweils mindestens achtmal. Erst mit dem rechten, dann dem linken Fuß beginnend.

Step touch (Seitwärtsschritt)

✗ Bleiben Sie aufrecht stehen und denken Sie an die Grundspannung.

✗ Machen Sie einen Schritt zur Seite und ziehen Sie den anderen Fuß nach, dann geht der Schritt wieder zur anderen Seite. Führen Sie die Arme von der Seite dazu jeweils nach unten. Machen Sie dann auch zwei Schritte zur Seite und zwei wieder zurück.

✗ Wiederholen Sie die Übung jeweils mindestens achtmal. Erst mit dem rechten, dann mit dem linken Fuß beginnend.

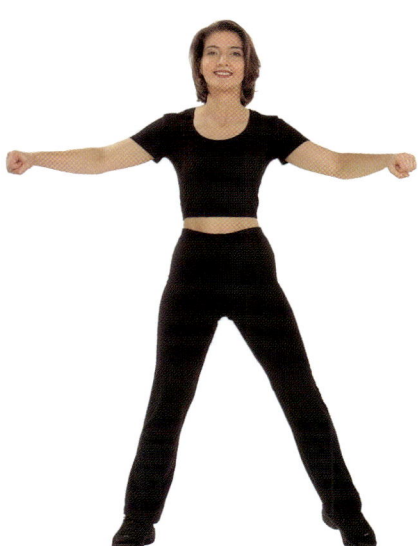

Side to Side (Von einer Seite zur anderen)

✗ Stellen Sie sich aufrecht hin, die Füße sind mehr als schulterbreit
geöffnet. Denken Sie an die Grundspannung.

✗ Verlagern Sie nun das Gewicht von einer Seite zur anderen, bis
nur noch die Fußspitze den Boden berührt. Das andere Bein bleibt
leicht gebeugt. Nehmen Sie dabei immer den Arm des unbelasteten
Beines schwungvoll mit nach vorn.

✗ Wiederholen Sie die Übung jeweils mindestens achtmal. Erst mit
dem rechten, dann dem linken Fuß beginnend.

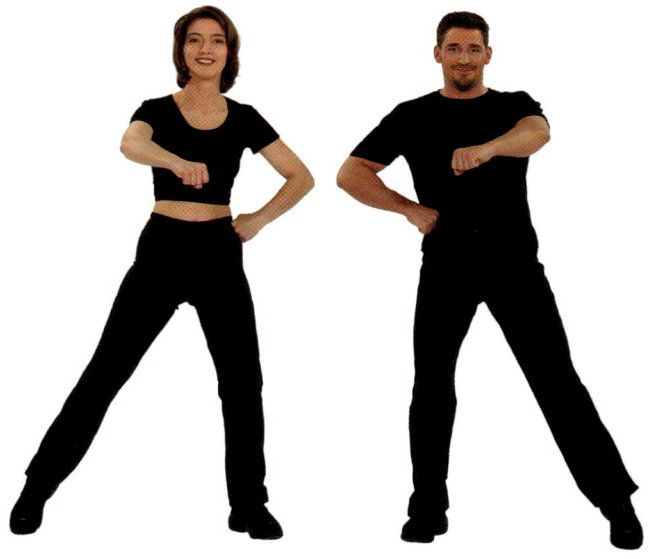

Lunge (Ausfallschritt)

✗ Bleiben Sie aufrecht stehen, die Füße sind geschlossen aufgestellt. Denken Sie an die Grundspannung.

✗ Machen Sie mit dem rechten Bein einen großen Schritt diagonal nach hinten. Verlagern Sie das Körpergewicht dabei kurz nach hinten, dann wieder zurück zur Ausgangsstellung. Nehmen Sie immer beide Arme mit nach vorn. Die Bewegung kann auch gerade nach hinten oder seitwärts ausgeführt werden.

✗ Wiederholen Sie die Übung jeweils mindestens achtmal. Erst mit dem rechten, dann dem linken Fuß beginnend.

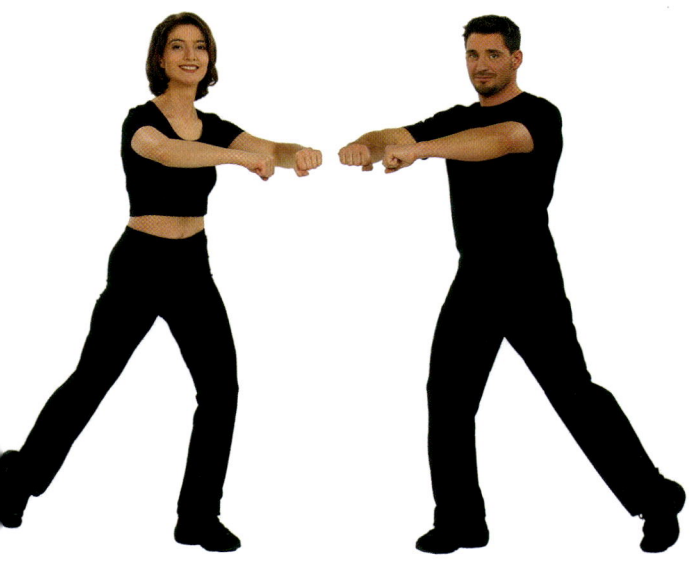

Armhaltung

✗ Stellen Sie sich aufrecht hin und denken Sie an die Grundspannung. Die Füße sind leicht geöffnet.

✗ Beginnen Sie mit der flachen Hand. Rollen Sie die Finger
eng ein, dann Daumen auf den Mittelfinger legen. Nun die
Arme anwinkeln, die Unterarme sind fast parallel. Fäuste vor
den Oberkörper in Kinnhöhe halten, Daumen zueinander.

✗ Achten Sie immer auf Ihre Handgelenke, die in Verlängerung
zum Unterarm bleiben bzw. nicht abknicken dürfen!

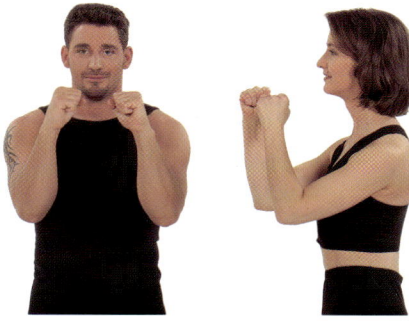

Frontalstellung

✗ Bleiben Sie aufrecht stehen, denken Sie wieder an die Grundspannung. Der Rücken ist gerade.

✗ Stellen Sie sich mit mehr als schulterbreit geöffneten Füßen hin.
Die Fußspitzen zeigen nach außen. Beugen Sie leicht die Knie,
der Körperschwerpunkt befindet sich in der Mitte der Standfläche.

✗ Denken Sie an die Fäuste und die korrekte Armhaltung.

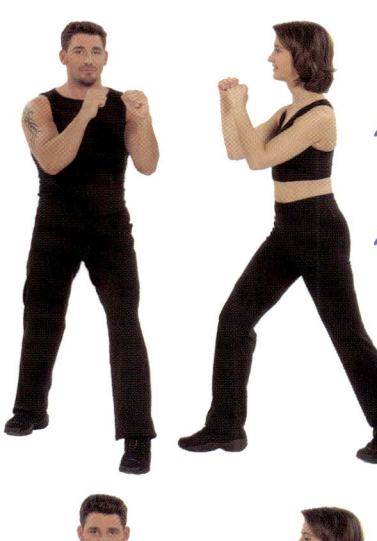

Schrittstellung

✗ Stellen Sie sich aufrecht
  hin und denken Sie an
  die Grundspannung. Der
  Rücken ist gerade.
✗ Machen Sie mit einem Fuß
  einen Schritt nach vorn,
  wobei das Knie gebeugt
  und der Fuß leicht nach
  innen gedreht wird. Den
  anderen Fuß stellen Sie
  versetzt hinten auf. Der
  Körperschwerpunkt
  befindet sich mehr auf
  dem vorderen Bein. Diese
  Stellung wird in den einzel-
  nen Kampfsportarten auch
  »Kampfstellung« genannt.
✗ Denken Sie an die Fäuste
  und die korrekte Armhaltung.

Punch (Gerader Stoß)

✗ Beginnen Sie in der Frontalstellung, denken Sie an die Grundspannung und die korrekte Armhaltung.

✗ Stoßen Sie nun die rechte Faust mit einer Vierteldrehung gerade nach vorn. Dabei wird die Hüfte eingedreht, das gleichseitige Bein gebeugt und die rechte Schulter mit vor genommen. Dann die Faust schnell wieder zurückziehen und in die Ausgangsstellung kommen. Achten Sie dabei auf Ihre Handgelenke.

✗ Wiederholen Sie die Übung achtmal, dann wechseln Sie die Seite.

Cross (Seitlicher Stoß)

✗ Beginnen Sie wieder in der Frontalstellung und denken Sie
an die Grundspannung sowie die korrekte Armhaltung.

✗ Stoßen Sie nun die rechte Faust mit einer Vierteldrehung zur
Seite. Dabei wird wieder die Hüfte eingedreht, das gleichseitige
Bein gebeugt und die rechte Schulter mitgenommen. Dann
die Faust schnell wieder zurückziehen und in
die Ausgangsstellung kommen. Achten Sie
auf Ihre Handgelenke.

✗ Wiederholen Sie die Übung achtmal, dann
die Seite wechseln.

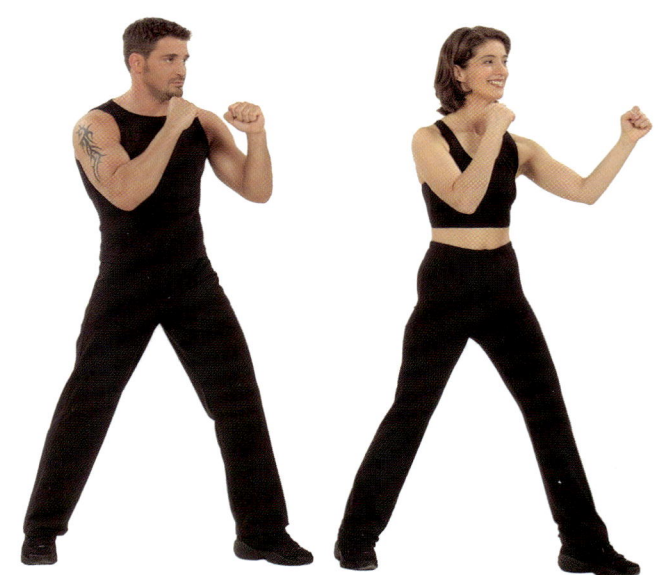

Jab (Kurzer Stoß)

✗ Beginnen Sie in der Frontal- oder Schrittstellung, denken Sie an die Grundspannung und die korrekte Armhaltung.

✗ Stoßen Sie die linke Faust kurz und schnell hintereinander gerade nach vorn. Wegen des Tempos kann die Faust ohne Drehung nur nach vorn gestoßen werden. Die Hüfte bleibt gerade, achten Sie auf Ihre Handgelenke. Der Jab kann aus der Schrittstellung auch mit kleinen Hüpfern ausgeführt werden.

✗ Wiederholen Sie die Übung achtmal, dann wechseln Sie die Seite.

Hook (Seitwärtshaken)

✗ Beginnen Sie wieder in der Frontalstellung, denken Sie an
die Grundspannung sowie die korrekte Armhaltung.

✗ Stoßen Sie nun die rechte Faust etwa halbkreisförmig mit einer
großen Ausholbewegung über die Seite vor das Kinn. Dabei
wird die Hüfte eingedreht, das gleichseitige Bein gebeugt und
die rechte Schulter mit vor genommen. Die Faust schnell wieder
zurückziehen und in die Ausgangsstellung kommen. Achten
Sie auf Ihre Handgelenke.

✗ Wiederholen Sie die Übung achtmal, wechseln Sie dann die Seite.

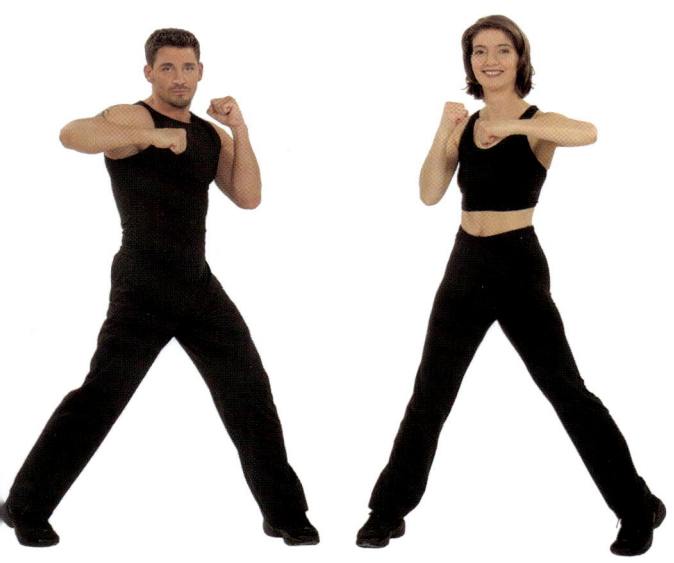

Uppercut (Aufwärtshaken)

✗ Beginnen Sie in der Frontalstellung, denken Sie an die Grundspannung und die korrekte Armhaltung.

✗ Stoßen Sie die rechte Faust etwa halbkreisförmig mit einer großen Ausholbewegung von unten kraftvoll nach oben vor das Kinn. Dabei wird die Hüfte eingedreht, das gleichseitige Bein gebeugt und die rechte Schulter mit vor genommen. Der Blick geht dabei nach vorn. Dann die Faust schnell wieder zurückziehen und in die Ausgangs- stellung kommen. Achten Sie auf Ihre Handgelenke.

✗ Wiederholen Sie die Übung mit jeder Seite achtmal.

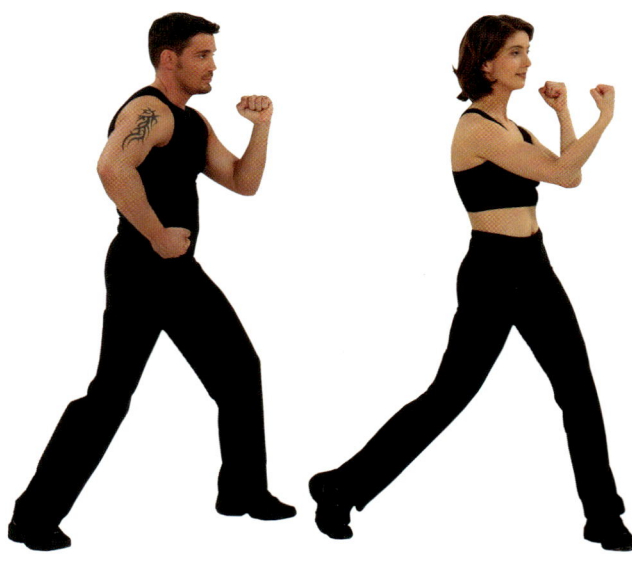

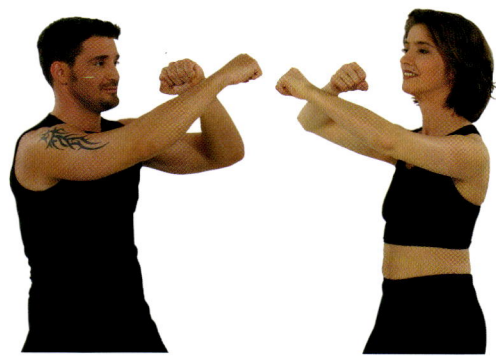

Punchingball (Schlagserie)

✗ Beginnen Sie in der Frontal- oder Schrittstellung, denken Sie an die Grundspannung sowie die korrekte Armhaltung.

✗ Heben Sie die gebeugten Arme vor den Kopf. Kreisen Sie nun die Fäuste von innen nach außen umeinander, so dass sich nur die Unterarme bewegen. Sie können dabei mit kleinen Schritten vorwärts, rückwärts oder zur Seite laufen. Achten Sie auf Ihre Handgelenke. Diese Bewegung imitiert eine schnelle Schlagserie gegen einen Punchingball.

✗ Wiederholen Sie die Übung jeweils mindestens achtmal.

Kneekick Front (Kniestoß nach vorn)

✗ Beginnen Sie in der Schrittstellung, der linke Fuß ist vorn.
Denken Sie an die Grundspannung und die korrekte Armhaltung.

✗ Heben Sie das rechte Knie an bzw. stoßen Sie es nach vorn.
Nehmen Sie dazu die Hüfte mit vor und den Oberkörper leicht
zurück. Der Fuß des gebeugten Beines ist gestreckt, der andere
Fuß ist auswärts gedreht. Denken Sie an das bewußte Zurückziehen
in die Ausgangsstellung.

✗ Wiederholen Sie die Übung zu jeder Seite achtmal.

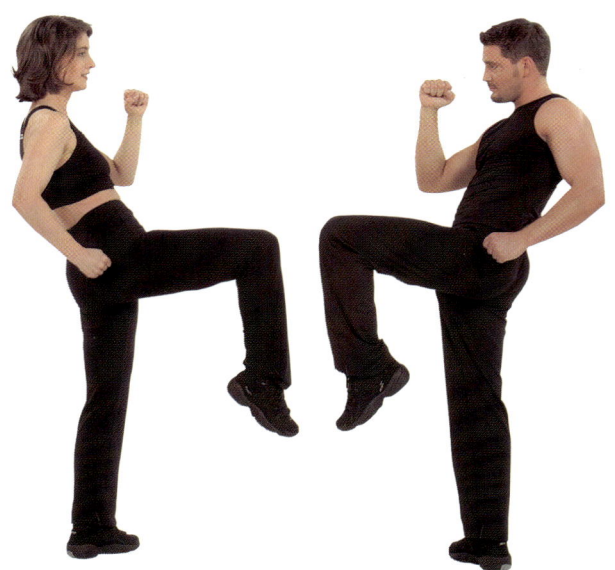

Kneekick Side (Kniestoß zur Seite)

✗ Beginnen Sie in der Frontalstellung, denken Sie an die Grundspannung und die korrekte Armhaltung.

✗ Verlagern Sie das Gewicht auf das linke Bein, heben Sie das rechte
Knie seitlich an. Der Fuß des gebeugten Beines ist fast gestreckt,
der andere ist auswärts gedreht. Lassen Sie den Oberkörper gerade.
Ziehen Sie dabei die Arme von oben seitlich neben das Knie.
Denken Sie an das bewußte Zurückziehen in die Ausgangsstellung.

✗ Wiederholen Sie die Übung achtmal, dann wechseln Sie die Seite.

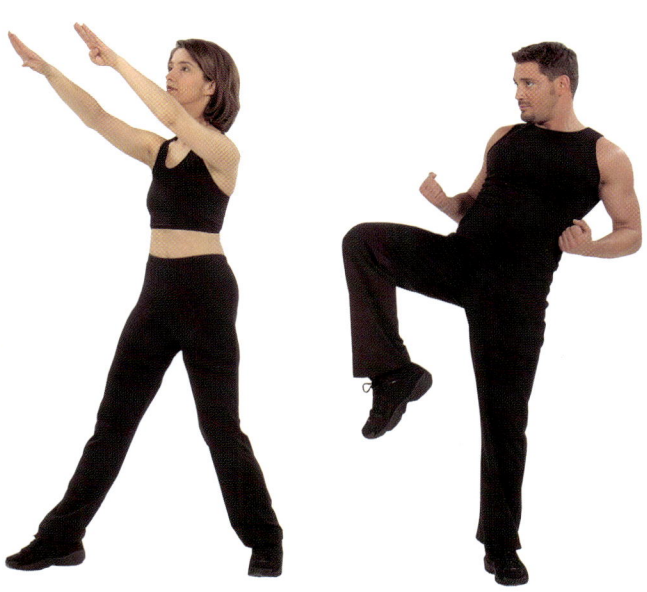

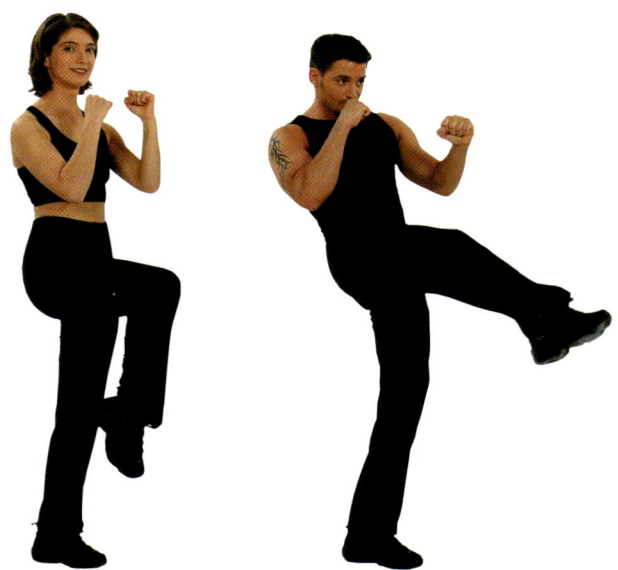

Frontkick (Vorwärtstritt)

✗ Beginnen Sie in der Schrittstellung, der linke Fuß ist vorn und denken Sie an die Grundspannung sowie die korrekte Armhaltung.

✗ Heben Sie das rechte Knie an und stoßen Sie dessen Unterschenkel schnell und kräftig nach vorn. Dabei wird der Fuß gestreckt, das Bein bleibt leicht gebeugt. Nehmen Sie dazu die Hüfte mit vor und den Oberkörper leicht zurück. Der andere Fuß ist auswärts gedreht. Denken Sie an das bewußte Zurückziehen in die Ausgangsstellung.

✗ Wiederholen Sie die Übung achtmal, dann die Seite wechseln.

Sidekick (Seitwärtstritt)

✗ Beginnen Sie in der Frontalstellung, denken Sie an die Grundspannung und die korrekte Armhaltung.

✗ Ziehen Sie den linken Fuß auswärtsgedreht zum rechten Bein, heben Sie das rechte Knie hoch und stoßen Sie den gebeugten Fuß seitlich weg, wobei die Ferse »führt«. Neigen Sie den Oberkörper zur anderen Seite. Strecken Sie den rechten Arm etwa parallel zum oberen Bein. Kopf, Gesäß und Ferse bilden eine gedachte Linie. Denken Sie an das bewußte Zurückziehen in die Ausgangsstellung.

✗ Wiederholen Sie die Übung achtmal zu jeder Seite.

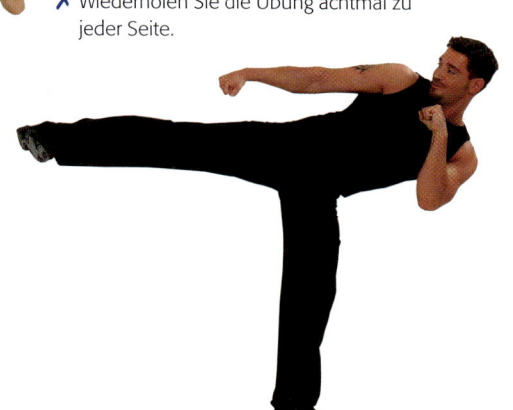

41

Halfround Kick (Halbkreistritt)

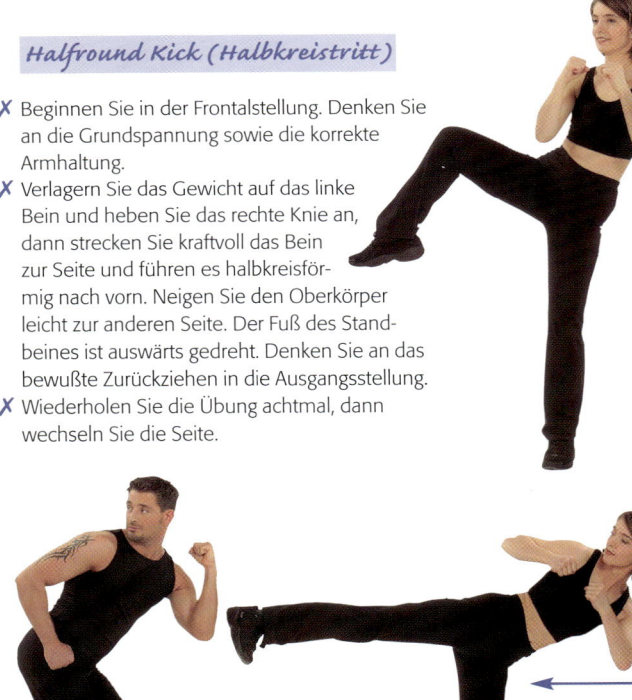

✗ Beginnen Sie in der Frontalstellung. Denken Sie an die Grundspannung sowie die korrekte Armhaltung.

✗ Verlagern Sie das Gewicht auf das linke Bein und heben Sie das rechte Knie an, dann strecken Sie kraftvoll das Bein zur Seite und führen es halbkreisförmig nach vorn. Neigen Sie den Oberkörper leicht zur anderen Seite. Der Fuß des Standbeines ist auswärts gedreht. Denken Sie an das bewußte Zurückziehen in die Ausgangsstellung.

✗ Wiederholen Sie die Übung achtmal, dann wechseln Sie die Seite.

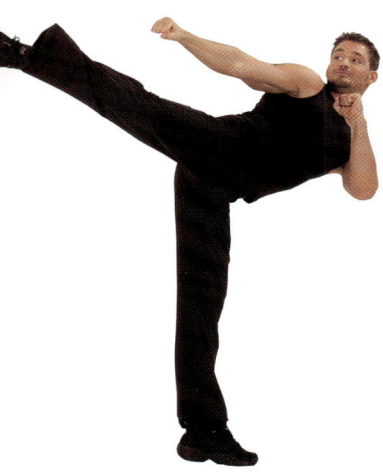

Backkick (Rückwärtstritt)

✗ Beginnen Sie in der Schrittstellung, der linke Fuß ist vorn. Denken Sie an die Grundspannung und die korrekte Armhaltung.

✗ Heben Sie das rechte Knie hoch. Dann stoßen Sie den gebeugten Fuß gerade nach hinten, wobei die Ferse »führt«. Nehmen Sie dazu den Oberkörper nach vorn. Der Fuß des Standbeines ist gerade. Schauen Sie über die rechte Schulter zum gestoßenen Fuß. Denken Sie an das bewußte Zurückziehen in die Ausgangsstellung.

✗ Wiederholen Sie die Übung achtmal zu jeder Seite.

Folge 1
1. 4 x Punch, mit rechts
2. 4 x Punch, mit links
3. 4 x Punch, rechts/links im Wechsel
4. 4 x Cross, rechts/links im Wechsel
5. 3 x Jab, mit links; 1x Punch, mit rechts
6. 3 x Jab, mit rechts; 1x Punch, mit links
7. 4 x Hook, rechts/links im Wechsel
8. 4 x Uppercut, rechts/links im Wechsel

Folge 2
1. 4 x Punchingball, nach rechts gehen
2. 4 x Punch, rechts/links im Wechsel
3. 4 x Punchingball, nach links gehen
4. 4 x Hook, rechts/links im Wechsel
5. 4 x Kneekick Front, rechts/links im Wechsel
6. 4 x Punch, rechts/links im Wechsel
7. 4 x Uppercut, rechts/links im Wechsel
8. 4 x Kneekick Front, rechts/links im Wechsel

Folge 3
1. 4 x Punch, rechts/links im Wechsel
2. 4 x Frontkick, rechts/links im Wechsel
3. 4 x Hook, rechts/links im Wechsel
4. 4 x Kneekick Side, rechts/links im Wechsel
5. 4 x Kneekick Front, rechts/links im Wechsel
6. 4 x Sidekick, rechts/links im Wechsel
7. 4 x Frontkick, rechts/links im Wechsel
8. 4 x Backkick, rechts/links im Wechsel

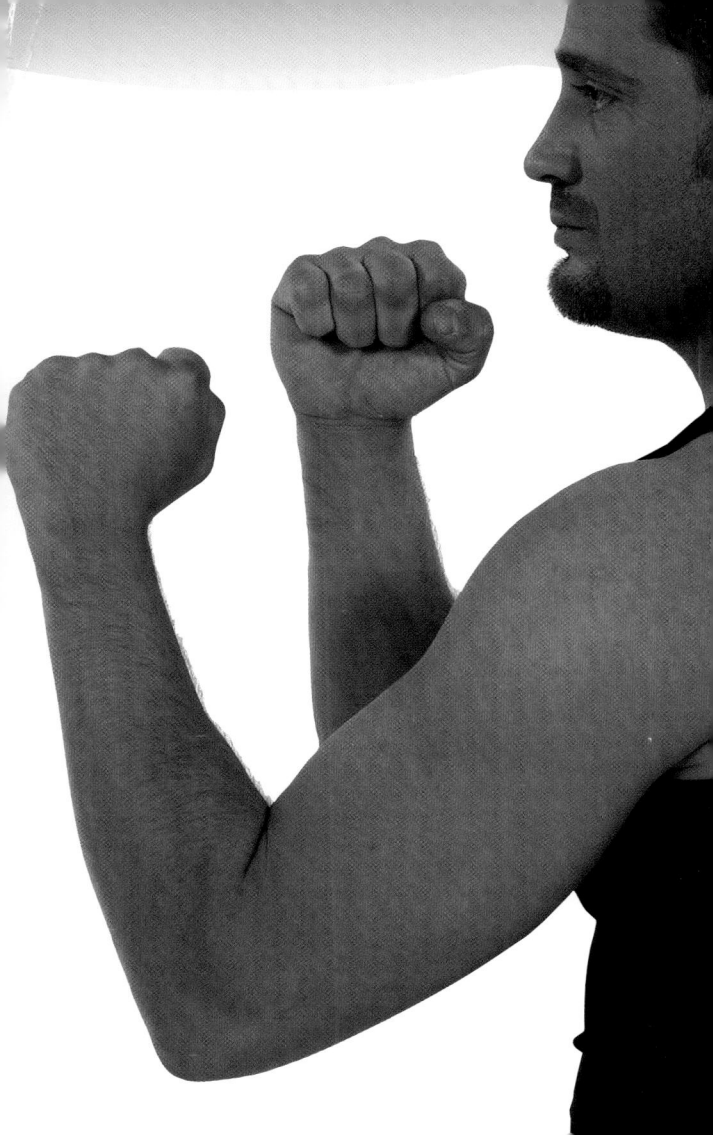

Folge 1

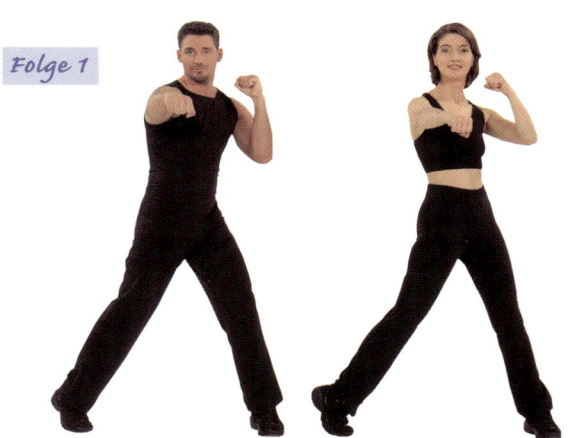

1. 4 x Punch, mit rechts

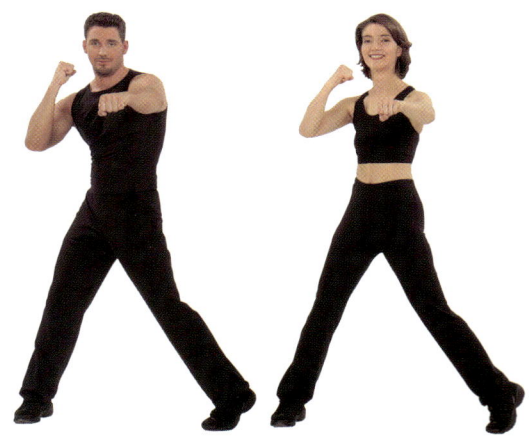

46   **2.** 4 x Punch, mit links

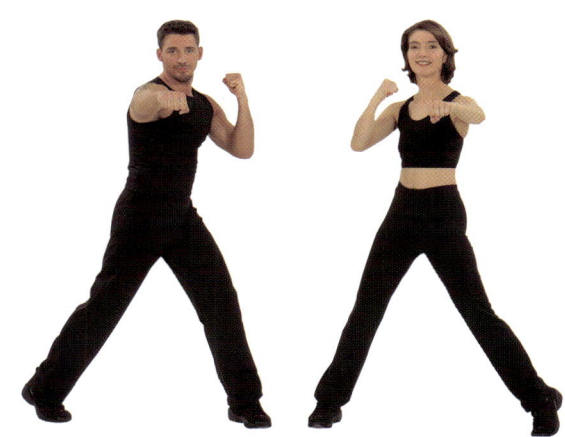

3. 4 x Punch, rechts/links im Wechsel

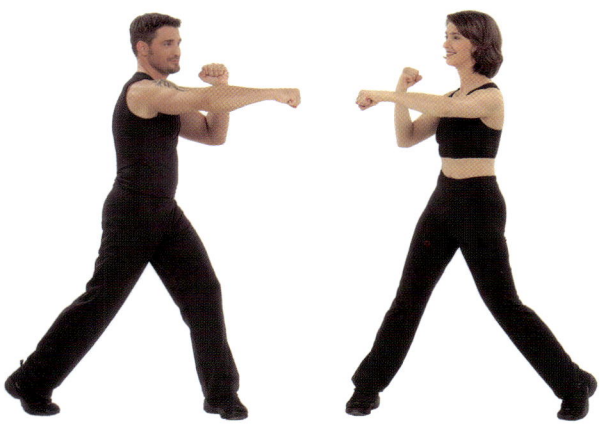

4. 4 x Cross, rechts/links im Wechsel

47

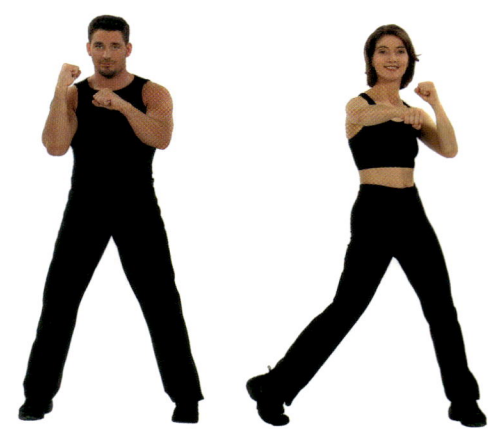

5. 3 x Jab, mit links; 1x Punch, mit rechts

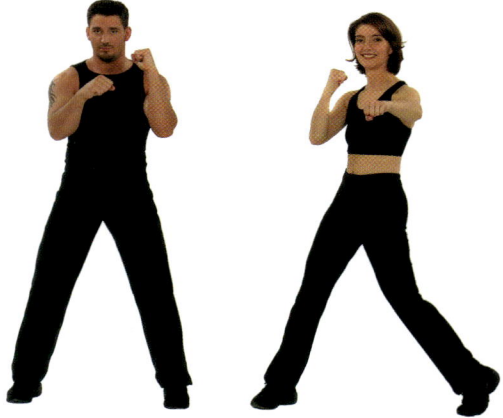

6. 3 x Jab, mit rechts; 1x Punch, mit links

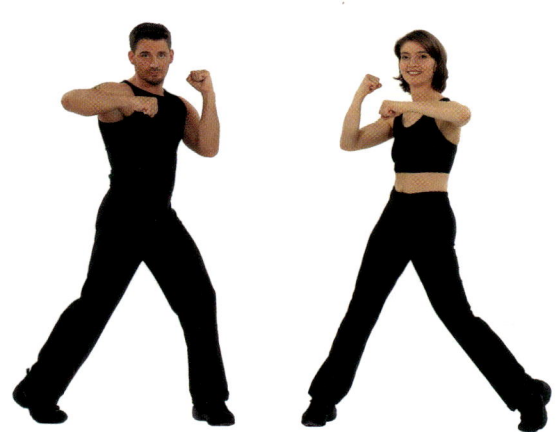

7. 4 x Hook, rechts/links im Wechsel

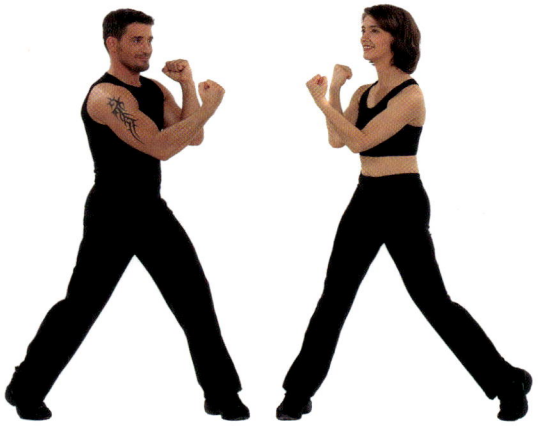

8. 4 x Uppercut, rechts/links im Wechsel   49

Folge 2

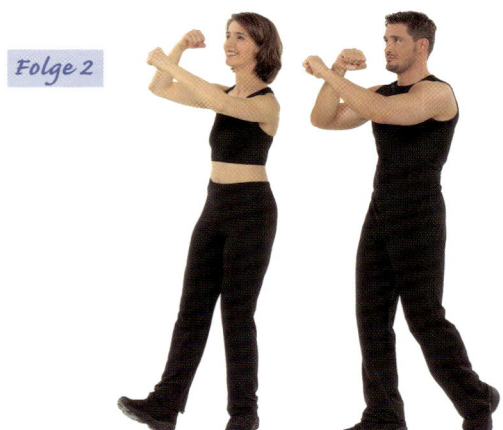

1. 4 x Punchingball, nach rechts gehen

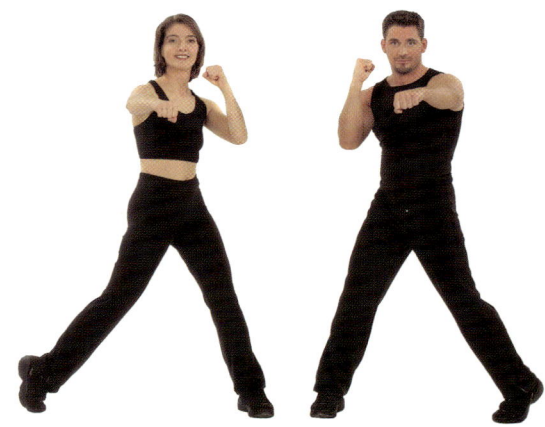

2. 4 x Punch, rechts/links im Wechsel

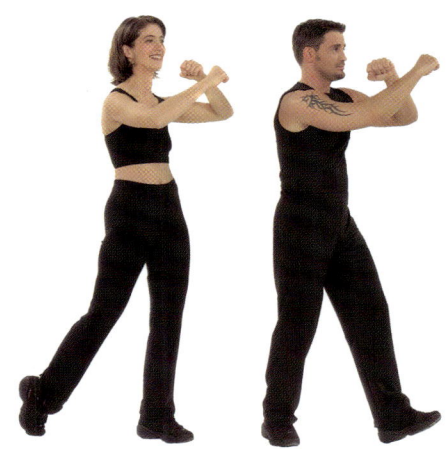

3. 4 x Punchingball, nach links gehen

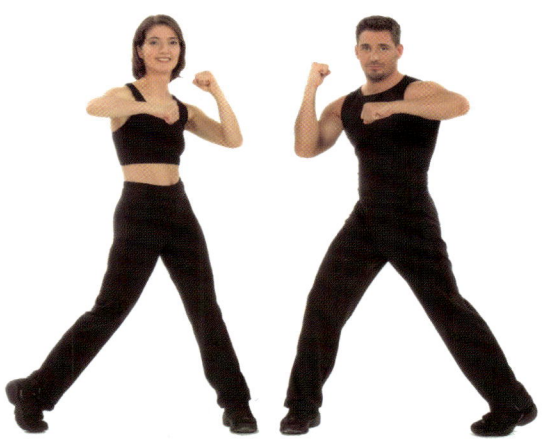

4. 4 x Hook, rechts/links im Wechsel

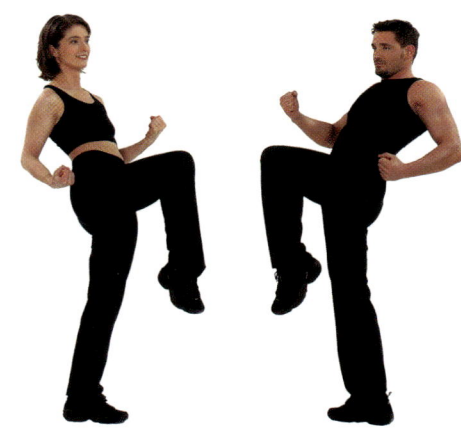

5. 4 x Kneekick Front, rechts/links im Wechsel

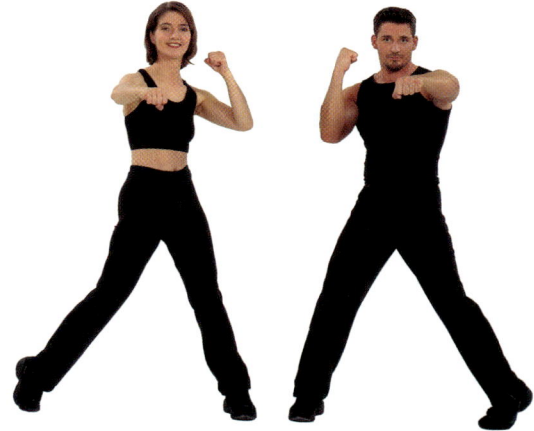

6. 4 x Punch, rechts/links im Wechsel

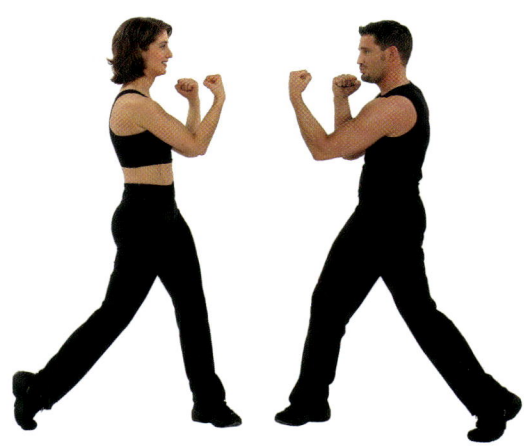

7. 4 x Uppercut, rechts/links im Wechsel

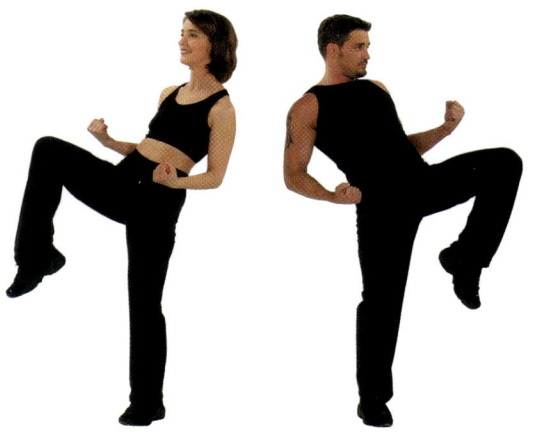

8. 4 x Kneekick Front, rechts/links im Wechsel   53

Folge 3

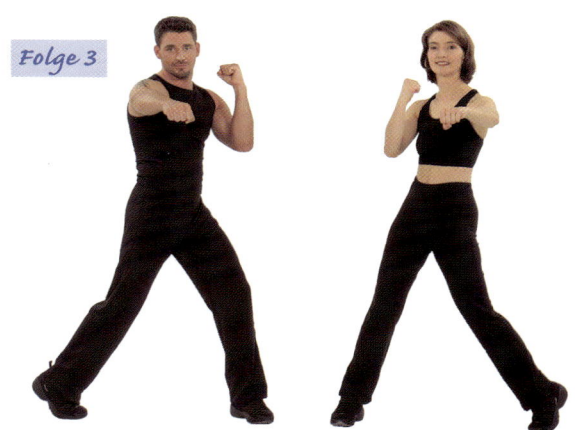

1. 4 x Punch, rechts/links im Wechsel

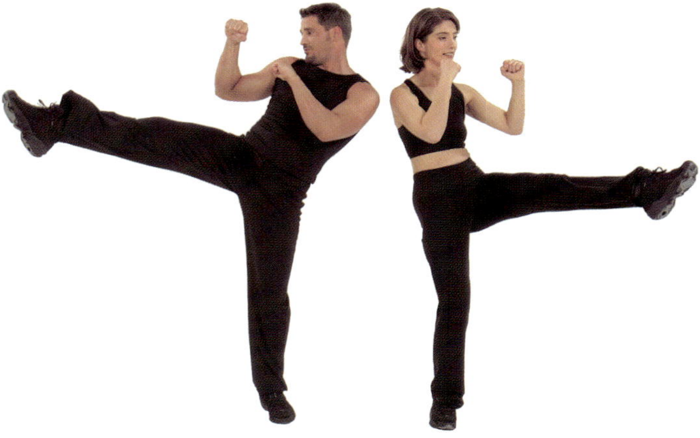

2. 4 x Frontkick, rechts/links im Wechsel

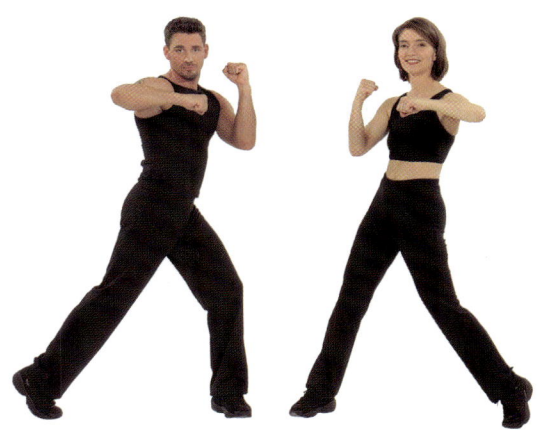

3. 4 x Hook, rechts/links im Wechsel

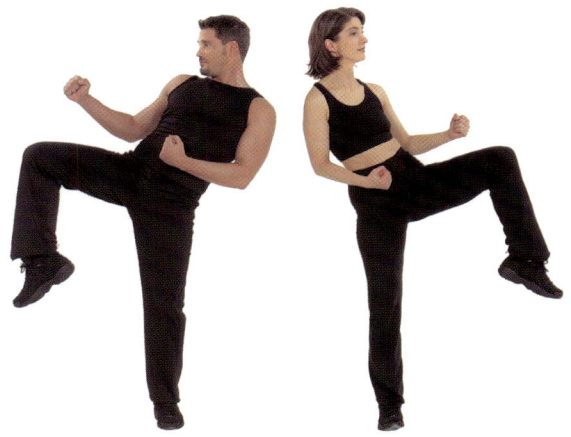

4. 4 x Kneekick Side, rechts/links im Wechsel 55

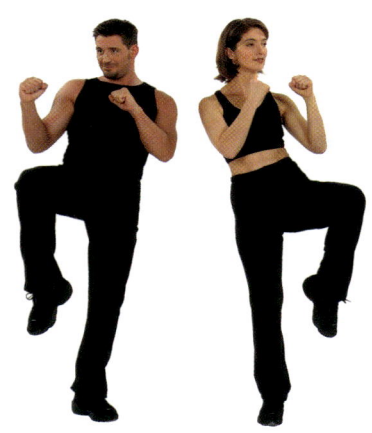

5. 4 x Kneekick Front, rechts/links im Wechsel

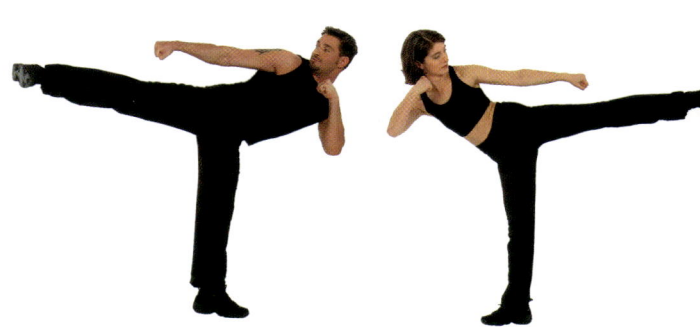

6. 4 x Sidekick, rechts/links im Wechsel

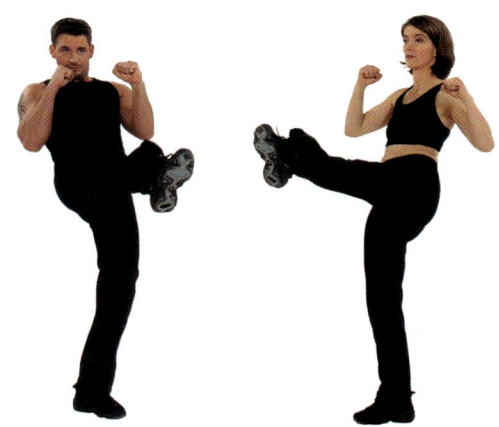

7. 4 x Frontkick, rechts/links im Wechsel

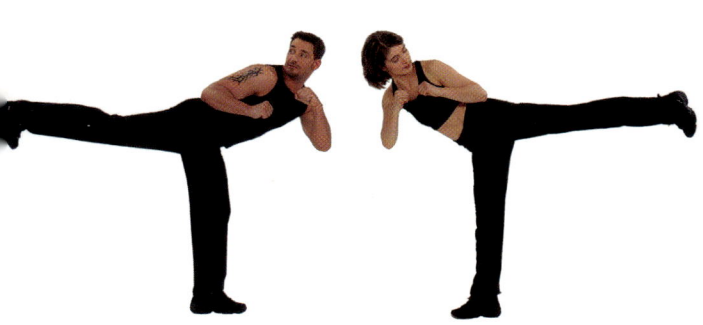

8. 4 x Backkick, rechts/links im Wechsel

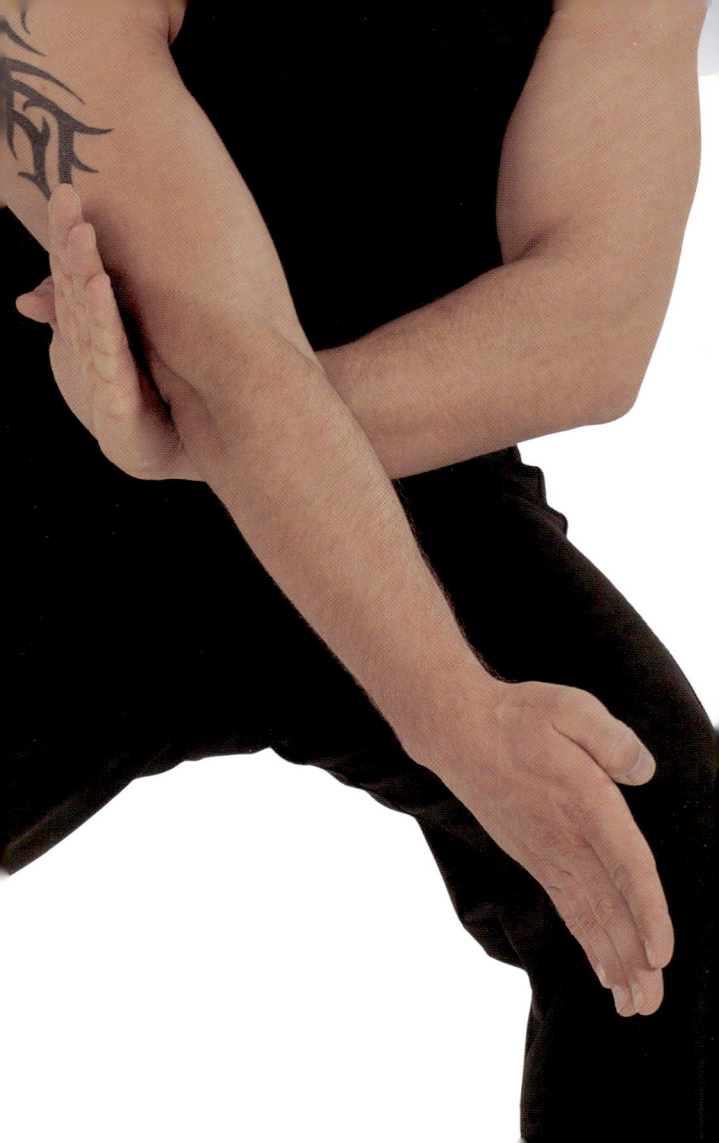

Trizeps

✗ Stellen Sie sich aufrecht hin und denken Sie an die Grundspannung. Nehmen Sie einen Arm nach oben und beugen Sie ihn
hinter den Kopf zur Seite. Die andere Hand fast am Ellbogen.

✗ Ziehen Sie nun langsam den Ellbogen hinter den Kopf. Spüren
Sie die Dehnung der hinteren Oberarmmuskeln.

✗ Bleiben Sie in der Position etwa 30 Sekunden, dann die Seite
wechseln.

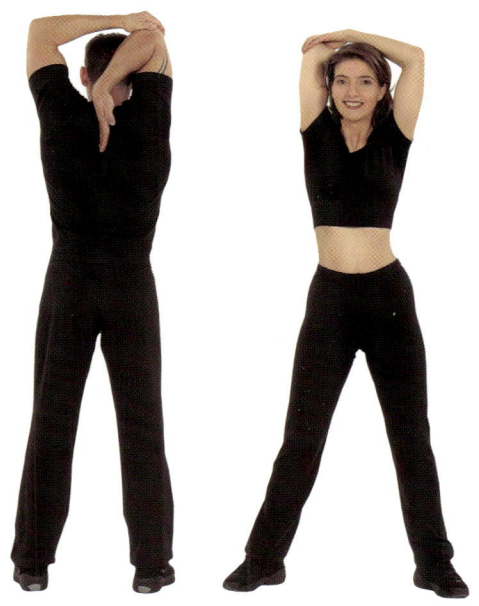

Schultergürtelmuskeln

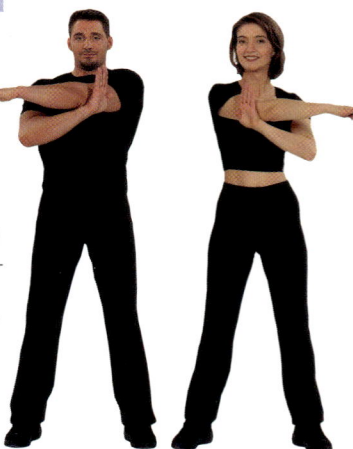

- ✗ Bleiben Sie aufrecht stehen, denken Sie an die Grundspannung. Nehmen Sie einen Arm nach vorn. Legen Sie die andere Hand an den Oberarm.
- ✗ Schieben Sie nun langsam den Arm zur Seite. Spüren Sie dabei die Dehnung der Schultergürtelmuskeln.
- ✗ Bleiben Sie in der Position etwa 30 Sekunden, wechseln Sie dann die Seite.

Schräge Bauchmuskeln

- ✗ Stellen Sie sich aufrecht hin und denken Sie an die Grundspannung. Nehmen Sie einen Arm nach oben, die andere Hand halten Sie locker vor dem Oberkörper.
- ✗ Schieben Sie nun langsam den Arm oben zur Seite. Spüren Sie dabei die Dehnung der seitlichen Rumpfmuskeln. Der andere Arm zieht in die entgegengesetzte Richtung.
- ✗ Bleiben Sie in der Position etwa 30 Sekunden, dann die Seite wechseln.

Großer Brustmuskel

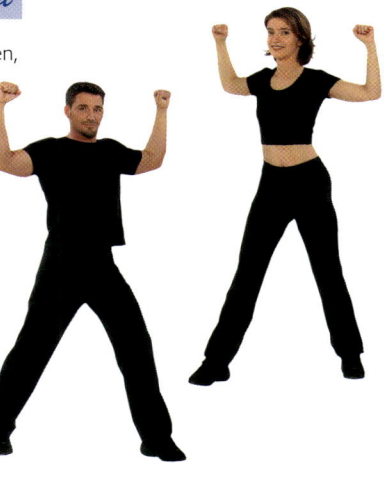

✗ Bleiben Sie aufrecht stehen, denken Sie an die Grundspannung. Nehmen Sie beide Arme auf Schulterhöhe in die Seithalte, die Ellbogengelenke sind gebeugt.

✗ Führen Sie nun die Arme so weit wie möglich nach hinten, der Oberkörper bleibt dabei aufrecht. Spüren Sie die Dehnung der Brustmuskeln.

✗ Bleiben Sie in der Position etwa 30 Sekunden.

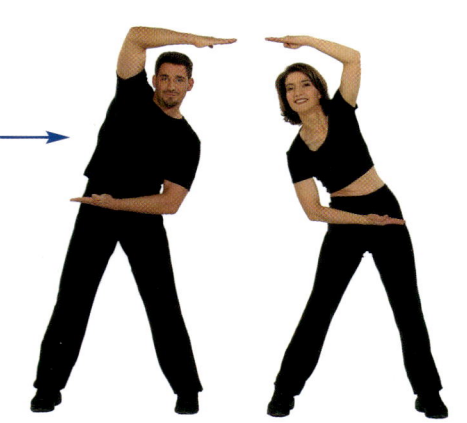

Obere Rückenmuskeln

✗ Stellen Sie sich aufrecht hin und denken Sie an die Grundspannung. Die Füße sind mehr als hüftbreit aufgestellt.
Die Hände fassen einander.

✗ Nehmen Sie die Händen vor den Oberkörper, schieben Sie sie
möglichst weit nach vorn und machen Sie dabei den Rücken
rund. Spüren Sie die Dehnung der oberen Rückenmuskeln.

✗ Bleiben Sie in der Position etwa 30 Sekunden.

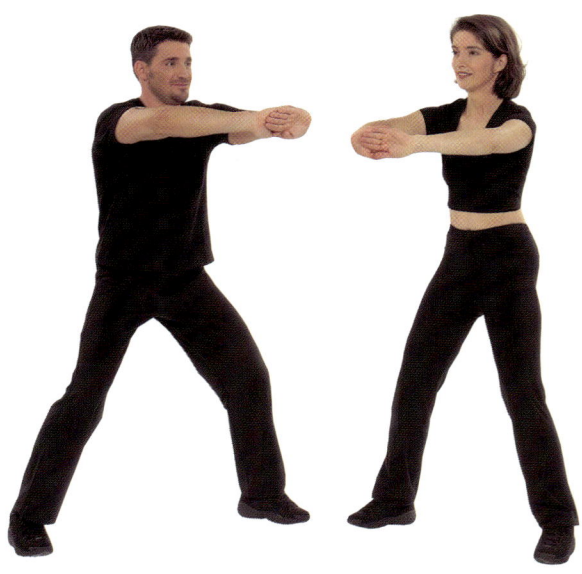

Hüftbeuger

✗ Machen Sie zuerst einen großen Schritt nach vorn, der Körperschwerpunkt befindet sich in der Mitte der Standfläche. Vorderes und hinteres Bein sind gebeugt.

✗ Schieben Sie nun bewußt die Hüfte vor. Spüren Sie dabei die Dehnung im vorderen Hüftbereich.

✗ Bleiben Sie in der Position etwa 30 Sekunden, wechseln Sie dann die Seite.

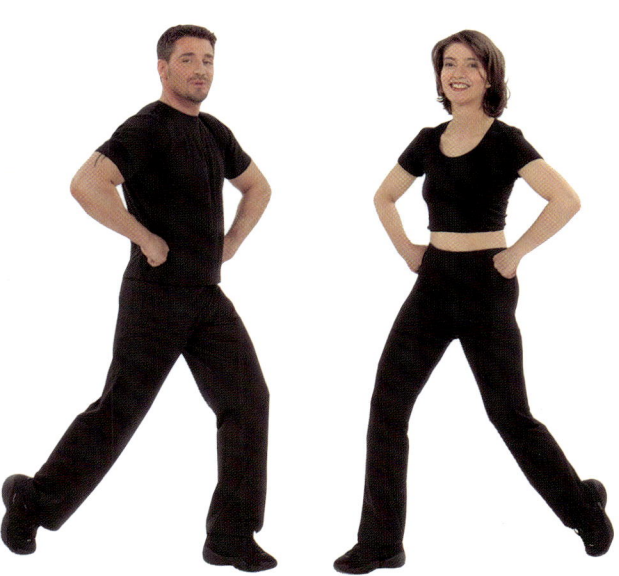

Wie Sie sich mit Tai-Bo-Aerobic fit machen

Vordere Oberschenkelmuskeln

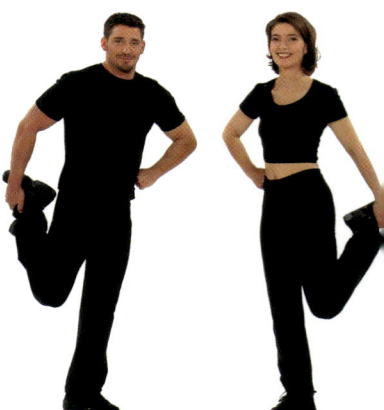

✗ Stellen Sie sich aufrecht hin, denken Sie an die Grundspannung. Winkeln Sie ein Bein nach hinten an und fassen sie es am Fuß.

✗ Ziehen Sie nun den Fuß zum Gesäß, dabei die Hüfte bewußt gerade vorschieben. Spüren Sie die Dehnung im vorderen Oberschenkel.

✗ Bleiben Sie in der Position etwa 30 Sekunden, dann die Seite wechseln.

Hintere Oberschenkelmuskeln

✗ Beginnen Sie in der Schrittstellung, der Körperschwerpunkt befindet sich in der Mitte der Standfläche. Die Hände liegen auf dem Oberschenkel des gebeugten Beines. Der Rücken bleibt gerade.

✗ Schieben Sie nun bewußt das Gesäß nach hinten raus, der Oberkörper bleibt gerade. Spüren Sie dabei die Dehnung im hinteren Oberschenkel.

✗ Bleiben Sie in der Position etwa 30 Sekunden, wechseln Sie dann die Seite.

Wadenmuskeln

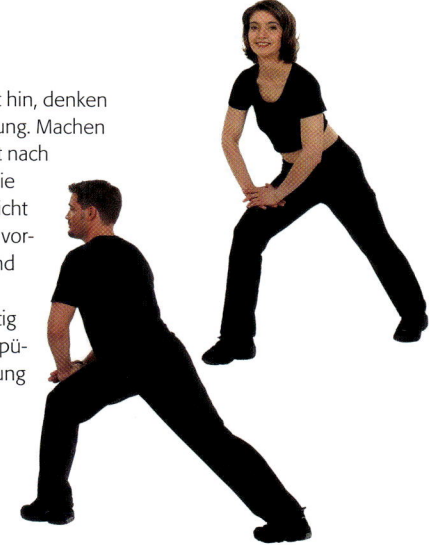

✗ Stellen Sie sich aufrecht hin, denken Sie an die Grundspannung. Machen Sie einen großen Schritt nach hinten und stellen Sie die Fußspitze auf. Das Gewicht befindet sich über dem vorderen Bein, die Füße sind parallel.

✗ Senken Sie nun vorsichtig die Ferse zum Boden. Spüren Sie dabei die Dehnung der Wadenmuskeln.

✗ Bleiben Sie in der Position etwa 30 Sekunden, dann wechseln Sie die Seite.

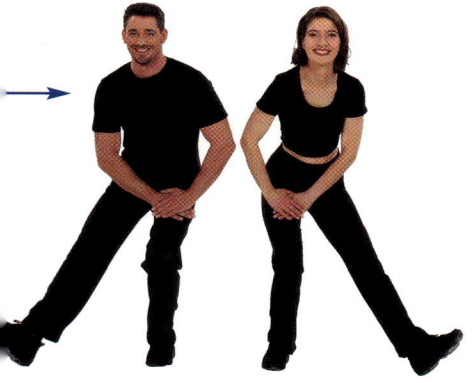

Literaturhinweise

✗ Blanks, B.: The Tae-Bo Way. Bantam Books, New York, 1999.

✗ Fiedler, H.: Boxen für Einsteiger – Training, Technik, Taktik. Sportverlag, Berlin, 1997.

✗ Gil, K.: Taekwondo – Koreanischer Kampfsport. Falken, Niedernhausen, 1999.

✗ Karamitsos, E./Pejcic, B: Karate – Grundlagen. Falken, Niedernhausen, 2000.

✗ Mitchell, D.: Lust auf asiatischen Kampfsport. Pietsch, Stuttgart, 1998.

✗ Zaar, P.: Kickboxen – Von den Grundlagen bis zum Hochleistungstraining. Sportverlag, Berlin, 2000.

Adressen
Schuhe und Bekleidung

✗ DANSKIN und RYKÄ, Dancin´GmbH
Schnieringshof 12
45329 Essen
Tel.: 0201/83448-0
Fax: 0201/83448-34
www.danskin.de

Musik

✗ Move Ya!
Luisenweg 7
20537 Hamburg
Tel.: 040/2100970
Fax: 040/21009710
www.move-ya.com

✗ Audio Factory
Borselstr. 16 d
22765 Hamburg
Tel.: 040/557006-0
Fax: 040/557006-70
www.audiofactory.de

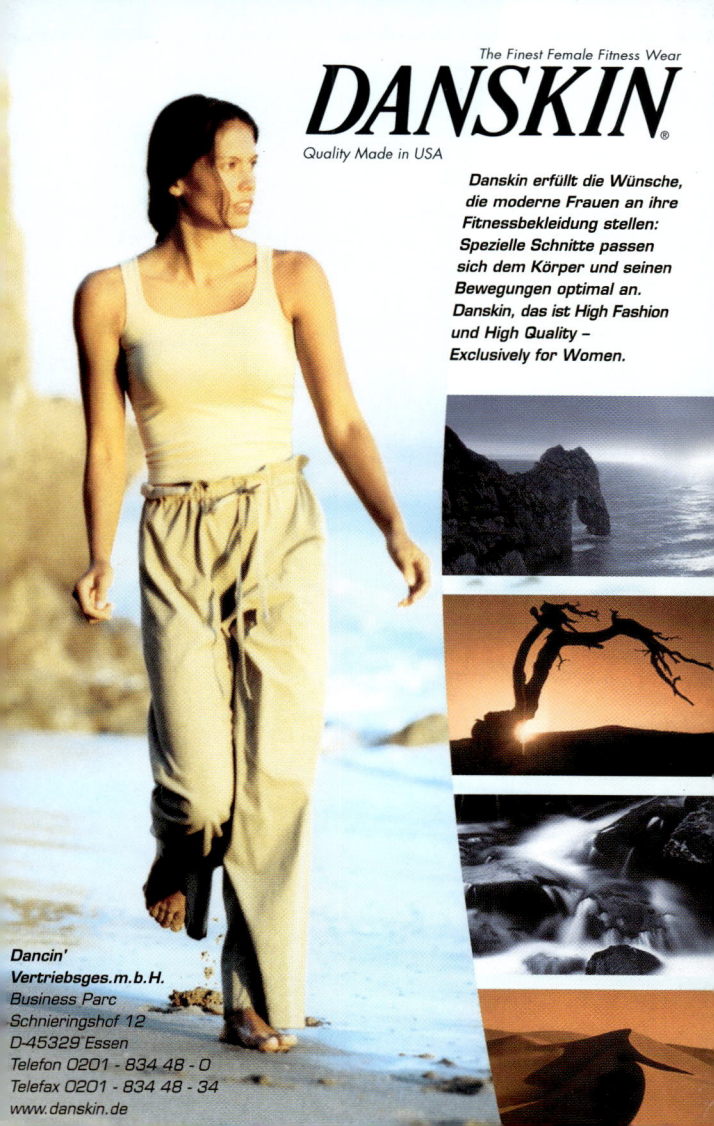

✗ Power Musik
World Fitness Promotion
Hauptstr. 15
94363 Oberschneiding
Tel.: 09426/8500-0
Fax: 09426/377
www.world-fitness.com

Workshops

✗ DFAV
Deutscher Fitness und
Aerobic Verband
Potsdamer Platz 2
53119 Bonn
Tel.: 0228/72530-0
Fax: 0228/72530-29
www.dfav.de

✗ IFAA
Internationale Fitness und
Aerobic Akademie
Essener Str. 12
68723 Schwetzingen
Tel.: 06202/2751-0
Fax 06202/2751-15
www.ifaa.de

✗ SAFS & BETA
School for Professionals
Bahnhofstraße 41
65185 Wiesbaden
Tel.: 0611/15798-0
Fax: 0611/15798-10
www.safs-beta.de

Besten Dank an die Fotografen Tilo Wiedensohler und Harald Ottke von der Agentur CAMERA 4. Bei der Darstellung der Übungen war Peter Brunnckow mit dabei. Der ehemalige Ringer war viele Jahre Nachwuchs-Trainer im Kampfsportbereich. Heute ist er Manager einer großen Sport-Anlage der Fitness-Kette „Sport Factory Sports Club".
Das Schminken übernahm die Visagistin Nadine Seidel. Für die Ausstattung mit Schuhen von RYKÄ und der Bekleidung von DANSKIN sorgte die Firma Dancin' GmbH.